Sarah Stork

FITNESS YOGA

Sarah Stork

FITNESS YOGA

Mit intensiven Workouts
Fett verbrennen, Kraft steigern
und Energie gewinnen

riva

Bibliografische Information der Deutschen Nationalbibliothek
Die Deutsche Nationalbibliothek verzeichnet diese Publikation in der Deutschen Nationalbibliografie.
Detaillierte bibliografische Daten sind im Internet über http://d-nb.de abrufbar.

Für Fragen und Anregungen
info@rivaverlag.de

Wichtiger Hinweis
Dieses Buch ist für Lernzwecke gedacht. Es stellt keinen Ersatz für eine individuelle medizinische Beratung und Fitnessberatung dar und sollte auch nicht als solcher benutzt werden. Wenn Sie medizinischen Rat einholen wollen, konsultieren Sie bitte einen qualifizierten Arzt. Der Verlag und die Autorin haften für keine nachteiligen Auswirkungen, die in einem direkten oder indirekten Zusammenhang mit den Informationen stehen, die in diesem Buch enthalten sind.

Originalausgabe
1. Auflage 2019

Nymphenburger Straße 86
D-80636 München
Tel.: 089 651285-0
Fax: 089 652096

Redaktion: Ulrike Strerath-Bolz
Umschlaggestaltung: Manuela Amode
Umschlagabbildungen: Nils Schwarz
Layout: Katja Muggli, www.katjamuggli.de
Fotos: alle Bilder von Nils Schwarz außer S. 192 Alan Ovaska
Satz: Satzwerk Huber, Germering
Druck: Firmengruppe APPL, aprinta Druck, Wemding
Printed in Germany

ISBN Print 978-3-7423-0967-9
ISBN E-Book (PDF) 978-3-7453-0599-9
ISBN E-Book (EPUB, Mobi) 978-3-7453-0600-2

Weitere Informationen zum Verlag finden Sie unter

www.rivaverlag.de

Beachten Sie auch unsere weiteren Verlage unter www.m-vg.de

INHALT

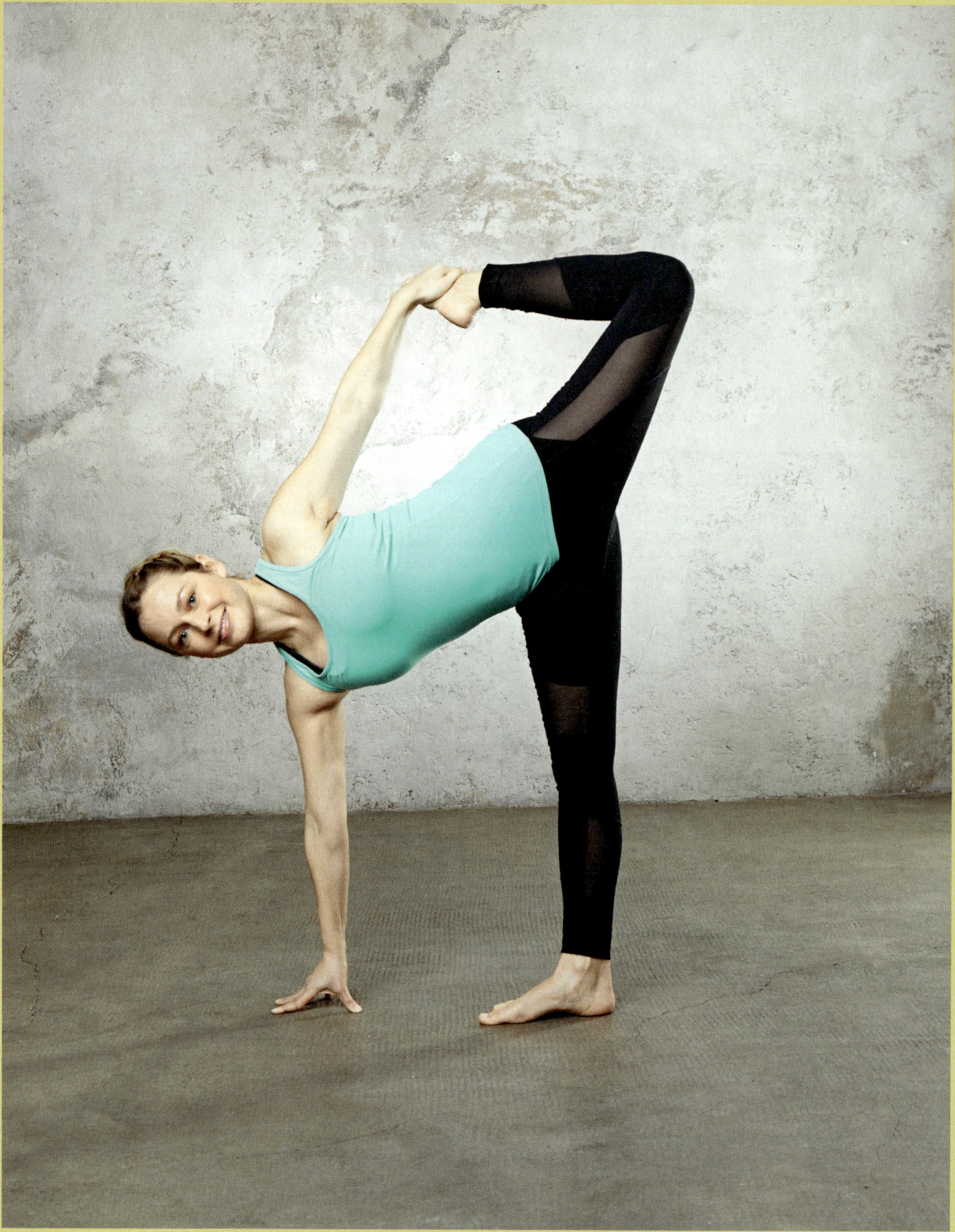

Vorwort

Seit ich denken kann, liebe ich es, mich zu bewegen. Mit drei Jahren fing ich mit Ballettunterricht an, tanzte mich im Laufe der Jahre durch alle möglichen Stile und betrieb weitere Sportarten: Tennis, Laufen, klassisches Fitnesstraining und so weiter. Ein Tag ohne Sport war und ist für mich undenkbar. Mit siebzehn Jahren hatte ich eine Lungenentzündung, weshalb ich eine Weile keinen Sport treiben durfte. In dem Fitnessstudio, das ich besuchte, wurde Yoga angeboten, und ich dachte, ein bisschen Atmen könnte nicht schaden und wäre ein guter Wiedereinstieg nach der erzwungenen Pause. Und ich erlebte eine Überraschung. Bereits nach der ersten Yogastunde war mir klar, dass Yoga sehr viel mehr ist als nur Atmen. Wie viel mehr es für mich sein würde, konnte ich damals nicht erahnen.

Im Laufe der nächsten Jahre probierte ich alle möglichen Yogastile aus. Und da ich neben dem Sport eine weitere Leidenschaft habe – das Unterrichten –, kam irgendwann der Wunsch auf, nicht nur Englisch und Spanisch zu unterrichten, sondern auch etwas eher Körperbetontes. So fing ich Anfang 2012 in Berlin meine Yogalehrerausbildung an. Seitdem unterrichte ich Yoga in allen Schwierigkeitsstufen. Unter meinen Schülerinnen und Schülern finden sich absolute Yogaanfänger ebenso wie bereits fortgeschrittene Yogis. Mir ist es wichtig, dass jeder Teilnehmer während der Yogaklasse gefordert wird, ohne sich überfordert zu fühlen. Immer sollen die Teilnehmer mit dem Gefühl nach Hause gehen, etwas dazugelernt zu haben.

In meiner Heimatstadt Bochum gebe ich in einem Fitnessstudio Yogakurse und bin so zum Fitness-Yoga gekommen. Hier spielt der körperliche Aspekt eine große Rolle und Yoga dient vor allem dazu, den Körper zu kräftigen, zu dehnen und zu definieren. Mit Fitness-Yoga kann man gezielt Muskelgruppen trainieren, um sich in Form zu bringen, durch hochintensive Workouts den Stoffwechsel ankurbeln, um unnötige Pfunde loszuwerden, und Kraft, Beweglichkeit und Ausdauer verbessern. Außerdem sind die schweißtreibenden Workouts perfekt, um sich so richtig zu verausgaben und Stress abzubauen. Ich schätze Fitness-Yoga als anspruchsvolles und ganzheitliches Körpertraining und freue mich, es dir in diesem Buch näherzubringen.

Viel Spaß beim Auspowern und Fitwerden!

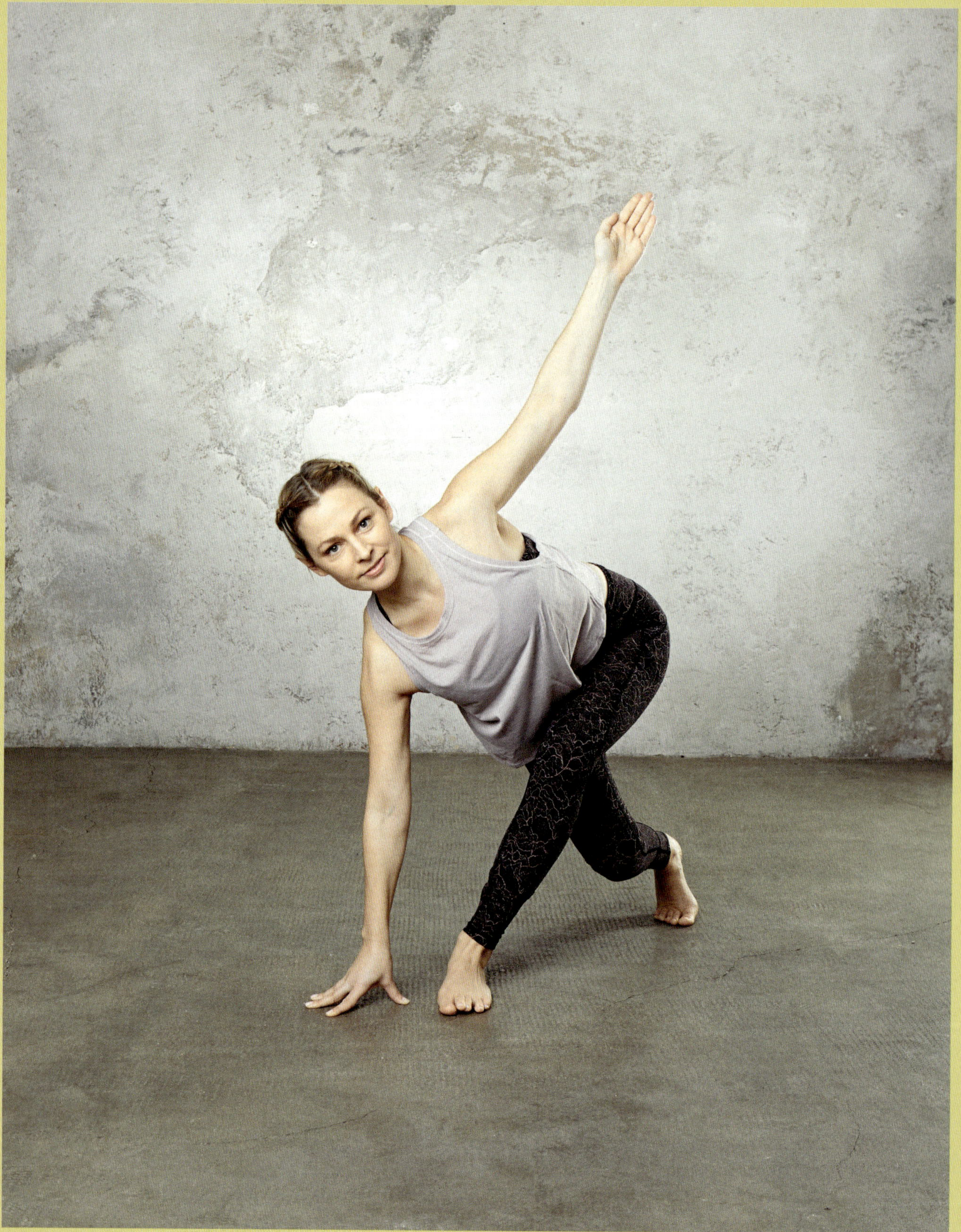

Das Fitness-Yoga-Konzept

Yoga kann sich auf den verschiedensten Ebenen positiv auf unseren Lebensstil auswirken. Da dieser Lebensstil heute für viele mit starken Belastungen, hohem Tempo und Multitasking verbunden ist, muss sich niemand wundern, wenn Yoga auf viele Menschen so attraktiv wirkt. Yoga ist ein ganzheitliches Konzept, das viele Aspekte umfasst. Viele denken bei Yoga nur an Räucherstäbchen, Mantrensingen, Atemübungen und Meditation ohne körperliche Anstrengung. Oder sie meinen, dass man Interesse an Esoterik, Spiritualität oder Veganismus haben muss. Nichts davon ist Ziel oder Voraussetzung für Fitness-Yoga. Der körperorientierte Yogastil hat zahlreiche Vorteile und funktioniert sowohl als alleiniges Workout als auch als Ergänzung zu anderen Sportarten.

Du glaubst, Entspannung und Sport, Konzentration und schweißtreibende Anstrengung, freier Kopf und effektives Training passen nicht zusammen? Dann hast du Fitness-Yoga noch nie richtig ausprobiert. Sowohl Athleten, die zum Beispiel eine Ballsportart oder Triathlon betreiben, als auch Fitnesssportler können von Fitness-Yoga profitieren: Die Positionen und Abläufe fordern vor allem die tief liegende, skelettnahe Muskulatur. Dadurch wird der Körper von innen heraus gestärkt und gleichzeitig beweglich und geschmeidig gemacht, sodass die Verletzungsanfälligkeit geringer wird. Dabei werden gezielt muskuläre Schwerpunkte gesetzt, sodass das Training in kürzester Zeit sichtbare und spürbare Ergebnisse bringt.

Außerdem wird in einigen Programmen vor allem das Herz-Kreislauf-System gefordert, sodass der Stoffwechsel angeregt wird und auch nach dem Training noch aktiv bleibt. Die Durchblutung wird verbessert, was das gesamte Hautbild ebenmäßiger und frischer werden lässt und das Bindegewebe strafft. Die gesamte Silhouette des Körpers festigt sich, gleichzeitig verbessert sich die Haltung, sodass auch im Alltag die positive Veränderung zu sehen und zu spüren ist. Du wirst mit Fitness-Yoga mehr Kraft, Beweglichkeit und Ausdauer bekommen.

Gleichzeitig gibt es aber auch die Möglichkeit, einem anderen Ziel im Yoga näher zu kommen: Konzentration auf den Augenblick, bewusste Atmung in Verbindung mit Bewegung, dabei den Kopf frei bekommen und sich gleichzeitig voller Energie zu fühlen und ein positives Lebensgefühl zu empfinden. Das kann für jeden Menschen im Alltag nur positiv wirken, aber auch Sportler profitieren sehr von diesen Möglichkeiten.

Weder Spiritualität noch Beweglichkeit oder artistisches Talent sind Voraussetzung, um Fitness-Yoga machen zu können. Yoga hat keine Zielgruppe, sondern ist für jeden Menschen, unabhängig von Alter, Geschlecht oder körperlicher Konstitution, gleichermaßen geeignet und stellt eine Bereicherung für das Leben dar. Die körperliche Praxis umfasst ein sehr großes Spektrum und dieses Buch hat das Ziel, dir eine Auswahl an unterschiedlichen Positionen und Sequenzen und deren Wirkungsweise verständlich und leicht anwendbar zu vermitteln. Die korrekte Ausführung steht im Vordergrund, deshalb werden immer Alternativen und unterschiedliche Wege in die Position erklärt, aber auch anspruchsvollere Varianten für Fortgeschrittene gezeigt.

In einem gesunden Körper wohnt ein gesunder Geist.
Juvenal

Die verschiedenen Workouts

Die Programme haben unterschiedliche Schwerpunkte und Schwierigkeitsgrade, sodass der Fokus gezielt gesetzt werden kann. So fällt es leichter, die Übungen präzise auszuführen und ihnen damit mehr Effektivität zu geben. Jedes Programm enthält ein individuelles Aufwärmen, angepasst an den jeweiligen Schwerpunkt.

HIT (siehe Seite 158) und Metabolic Booster (siehe Seite 134) sind die körperlich anspruchsvollsten Einheiten, da sie sowohl die Kraft als auch die Beweglichkeit und die Kondition fordern. Dabei ist es völlig normal, das Gefühl zu bekommen, aus der Puste zu sein. Dann solltest du versuchen, möglichst gleichmäßig weiterzuatmen, oder vielleicht eine kurze Pause einlegen.

Bei der Core-and-Abs-Challenge (siehe Seite 86) wird der Bauch in verschiedensten Positionen trainiert, manchmal auch so, dass es auf den ersten Blick nicht wie eine Bauch- oder Core-Übung erscheint. Sobald das Core richtig arbeitet, wird es alle anderen Bewegungen unterstützen und damit Verletzungen reduzieren, egal ob im Alltag oder beim Sport.

Die Beine und auch der Po werden gezielt in Strong Legs and Firm Butt (siehe Seite 62) gefordert. Vor allem die einbeinigen und seitlichen Übungen sind wichtig, da die stabilisierenden Muskeln um unsere Gelenke – wie zum Beispiel Sprunggelenk, Knie und Hüfte – regelmäßig trainiert werden müssen, um den alltäglichen Belastungen standzuhalten.

Bei Define your Back and Arms (siehe Seite 38) ist der Name Programm. Zu viel Sitzen und Stehen, aber auch Stress oder eine von Natur aus schlechte Haltung fordern ihren Tribut, und viele Menschen leiden an Schulter- und Rückenschmerzen. Deshalb ist das Kräftigen und Dehnen des Rückens und der Arme besonders wichtig.

Solltest du einfach nur den Wunsch nach Entspannung und Befreiung verspüren, wähle das Programm After Work Stress Relief (siehe Seite 14). Es ist besonders angenehm, wenn du dich eigentlich nicht mehr anstrengen möchtest, dir aber trotzdem etwas Gutes tun und dich noch ein bisschen auspowern möchtest.

Im Laufe der Jahre wird unsere Balance ohne gezieltes Training immer schlechter. Um dem entgegenzuwirken, gibt es Flowing into Balance (siehe Seite 110). Das Workout sieht vielleicht einfach aus, stellt aber gerade zu Beginn oder bei mangelnder Konzentration eine Herausforderung dar.

Die Deep-Breathing-Übungen (siehe Seite 182) können immer und überall durchgeführt werden. Besonders leicht fallen sie am Ende der Trainingseinheit, aber sie sind auch als Einstimmung oder als Auftakt am Morgen gut geeignet. Mit etwas Übung kannst du sie auch während des Tages durchführen, unabhängig von der Umgebung, wenn du einen Moment brauchst, um runterzukommen.

Starke Mitte

Das Anspannen der Core-Muskeln ist wichtig für eine gute Ausrichtung und Balance. Dazu gehört neben der Muskulatur an Bauch und Rücken auch die des Beckenbodens. Manchmal ist es sehr schwierig, überhaupt zu spüren, wie und wo der Beckenboden angespannt wird, da er nicht leicht zu sehen und zu spüren ist. Man kann sich aber die vier knöchernen Punkte dazu vorstellen: die beiden Sitzknochen unter den Pobacken, das Steißbein hinten und das Schambein vorn. Das gesamte dazwischenliegende Gewebe bildet ein Trapez, das man beim Anspannen nach innen-oben zieht. Besonders für Frauen ist das Training des Beckenbodens wichtig. Durch Schwangerschaften und

Hormonschwankungen wird das Bindegewebe schwächer und deshalb muss die Muskulatur umso besser trainiert werden. Außerdem bildet die Beckenbodenmuskulatur – bei Frauen und Männern – die Basis für eine starke und schmerzfreie Mitte.

Häufigkeit und Intensität

Die Intensität und auch die Häufigkeit von Trainingseinheiten sind individuell sehr unterschiedlich. Grundsätzlich ist es besser, häufiger kurze Einheiten zu trainieren, deshalb sind die Programme in diesem Buch auch kurzgehalten, unterscheiden sich aber sehr stark in der Intensität. Das hilft auch, sie in den Alltag gut einzubauen, sowohl als eigenständige Trainingseinheit als auch nach einem anderen Training wie Laufen oder Radfahren. Intensive Programme sollen auch nur dann gemacht werden, wenn man sich fit genug fühlt und nicht noch schwere und müde Beine vom vorherigen Tag hat.

Alle Übungen sind mit einer Variante beschrieben, die jederzeit genutzt werden kann, vor allem bei körperlichen Einschränkungen. Die Dauer der Übung kann ebenfalls angepasst werden. Zu Beginn erscheinen fünf Atemzüge vielleicht endlos, dann kann der Wechsel auch nach drei Atemzügen erfolgen. Oder du machst eine Pause zwischen den Übungen.

Die aktiven Programme dauern alle etwa 15 bis 20 Minuten, je nachdem, wie viele Pausen dazwischen gebraucht werden und wie lange ein individueller Atemzug dauert. Für die Atemübungen sollten etwa fünf Minuten oder auch eine längere Zeit eingeplant werden, um dem Körper und auch dem Kopf die Gelegenheit zu geben, anzukommen und ruhig zu werden.

BITTE BEACHTEN

Die Programme sind für Gesunde konzipiert. Liegen kleine körperliche Einschränkungen vor, gibt es immer eine Variante. Bei Schmerzen, Vorerkrankungen, Schwangerschaft oder kurz nach einer Geburt muss jedoch mit dem Arzt Rücksprache gehalten werden, ebenso, wenn in den letzten Monaten oder Jahren nicht regelmäßig Sport getrieben wurde.

Atmung

Es existieren viele unterschiedliche Atemtechniken und -anwendungen. Das Wichtigste ist jedoch, den Atem während der Übungen immer fließen zu lassen, und wenn möglich, durch die Nase ein- und auszuatmen. Das kann zu Beginn sehr ungewohnt und auch teilweise schwierig sein, aber es hilft, den Atem kontrolliert einzusetzen und den Fokus auf die Atmung und die Durchführung der Übungen zu lenken. Bei Bewegungen nach oben wird meistens eingeatmet, nach unten findet die Ausatmung statt. Noch wichtiger ist aber, dass der Atem nicht angehalten wird, außer in der Deep-Breathing-Sequenz, bei der es gerade darum geht.

Equipment

Es ist sehr wenig Ausrüstung nötig, sodass das Training überall durchgeführt werden kann, auch auf kleinstem Raum. Bequeme Kleidung, wie man sie auch beim Fitnesstraining trägt, reicht vollkommen aus. Eine rutschfeste Matte erleichtert das Üben, da sie Halt gibt. Ein Kissen oder ein großes zusammengerolltes Handtuch ist bei empfindlichen Knien bequemer und kann auch das Sitzen und Liegen angenehmer machen. Ein bis zwei Yogaklötze oder auch dicke Bücher sind perfekt, wenn die Rückseiten der Beine verkürzt sind.

Wann und wie wird geübt?

Am besten wartest du zwei Stunden nach einer Mahlzeit, damit der Körper sich auf die Übungen einlassen kann und nicht mit der Verdauungsarbeit beschäftigt ist. Zu Beginn sollte ein Aufwärmen stehen, außer, es hat davor schon ein anderes Training stattgefunden. Für manche ist die Lieblingsmusik gut, um sich zu motivieren oder sich besser zu konzentrieren. Auf jeden Fall sollten die Umgebung, die Akustik und das Licht angenehm sein.

Sorge dafür, dass du während des Übens nicht gestört wirst: Tür zu, Telefon und elektronische Geräte aus- oder stummschalten. Der Alltag sollte während deiner Übezeit eine Pause machen.

AFTER WORK STRESS RELIEF

LEVEL 1

Den Stress des Tages abschütteln, ohne sich verausgaben zu müssen. Dabei den Körper sanft in alle Richtungen bewegen, spüren, wie der Kopf freier wird und das gesamte System regenerieren kann. Nichts müssen, aber die perfekte individuelle Position finden und spüren.

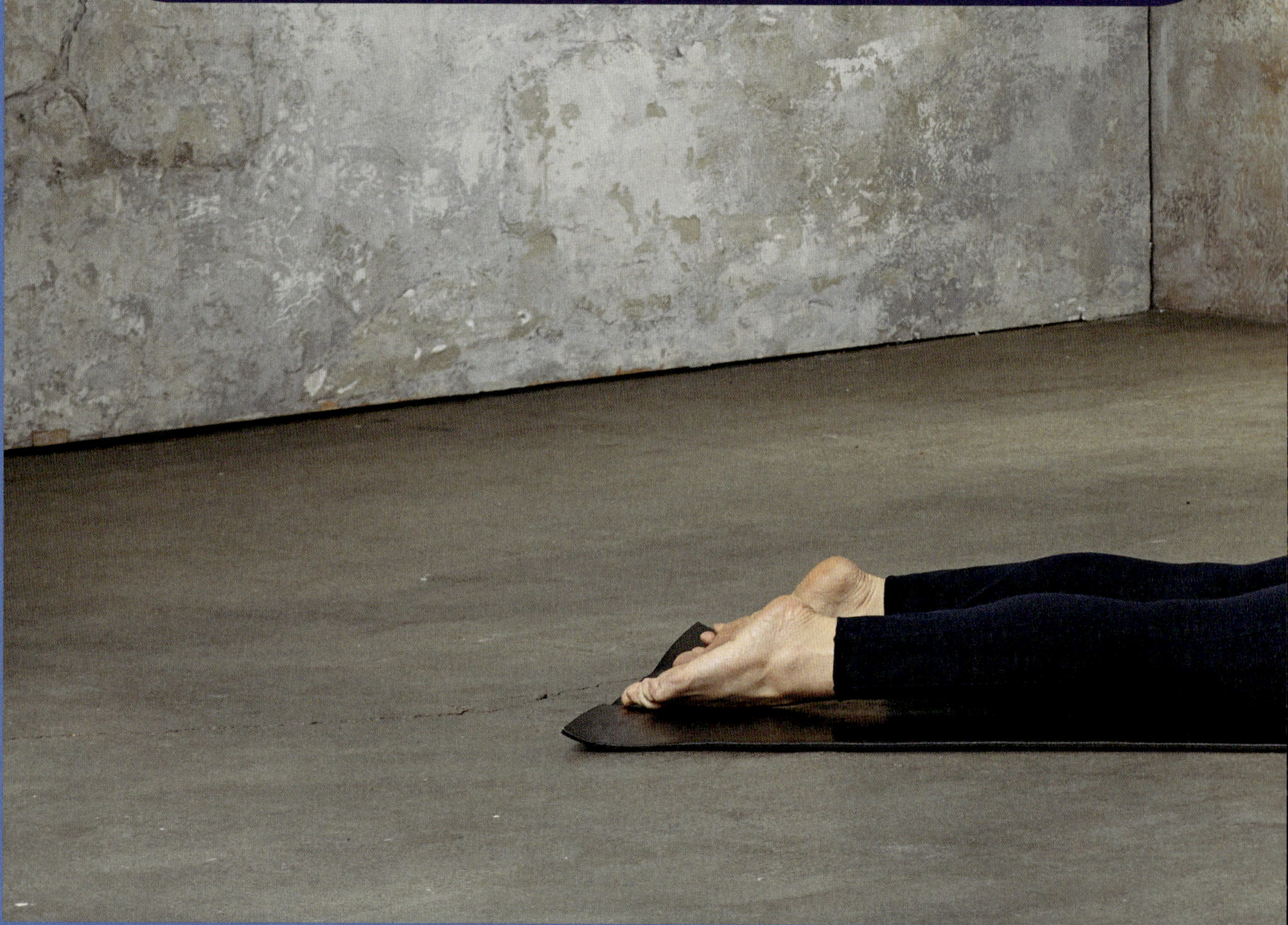

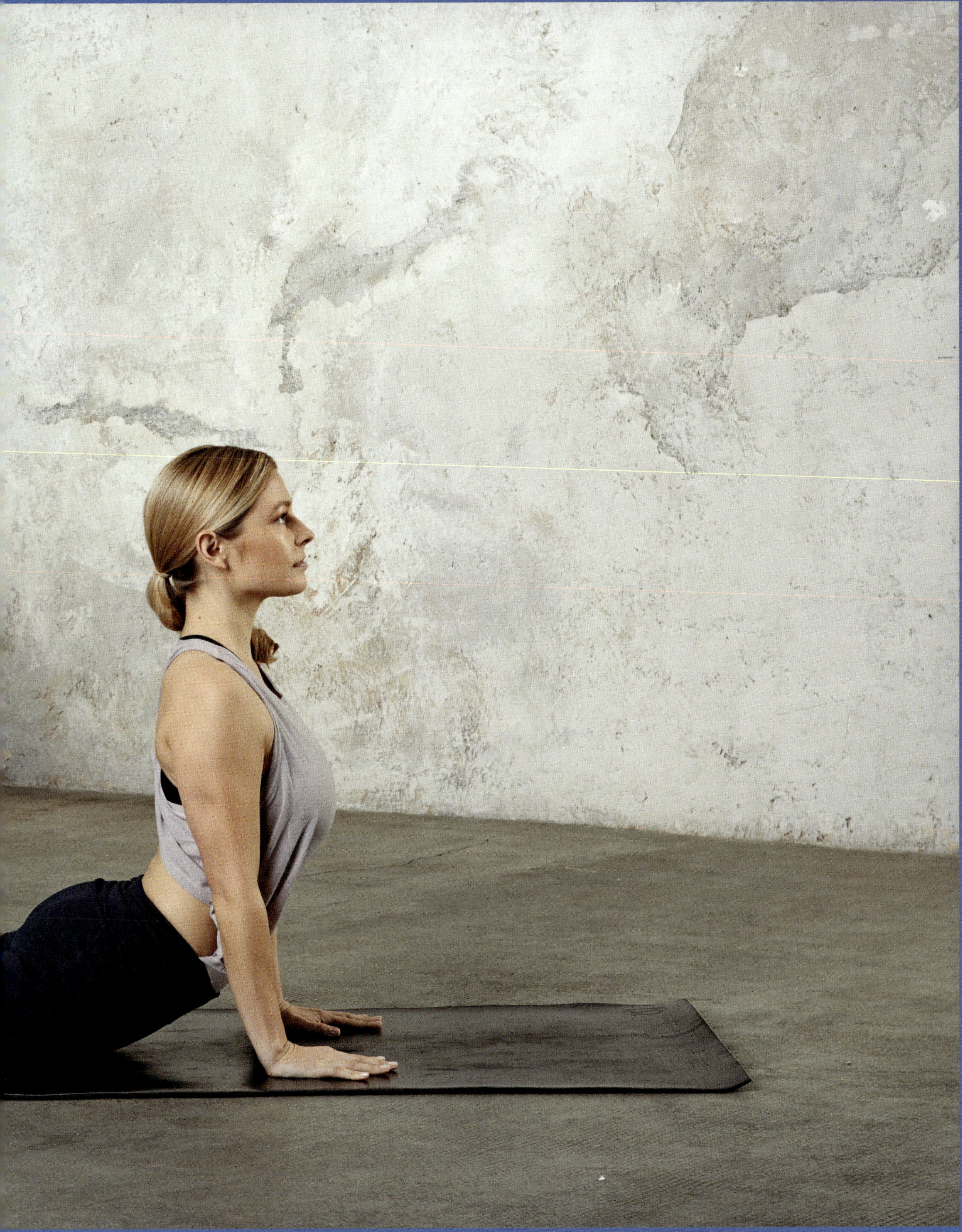

AUFWÄRMEN

1. Im Schneidersitz eine Hand am Boden abstützen, den anderen Arm seitlich über den Kopf ziehen und die Flanke langziehen (siehe Abbildung 1). Abwechselnd zehnmal durchführen.
2. Dann den Handrücken auf den Rücken legen und dabei den Rumpf und den Schultergürtel zehnmal im Wechsel rotieren lassen (siehe Abbildung 2), der Rücken bleibt dabei lang und der Kopf dreht sich mit.
3. Die Finger auf dem Boden ablegen und die Hände zehnmal abwechselnd von einer Seite zur anderen wandern lassen, dabei bleibt das Becken stabil (siehe Abbildung 3).

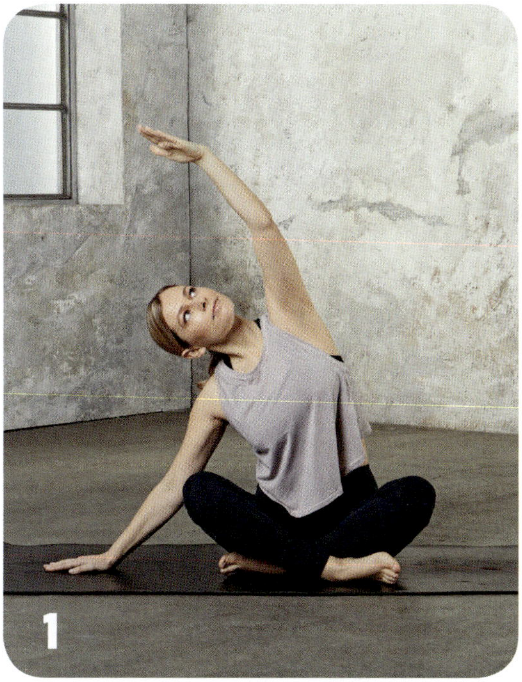

1

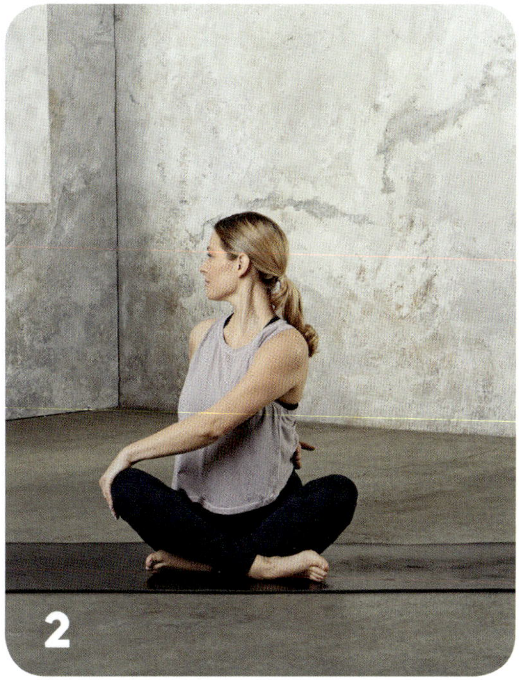

2

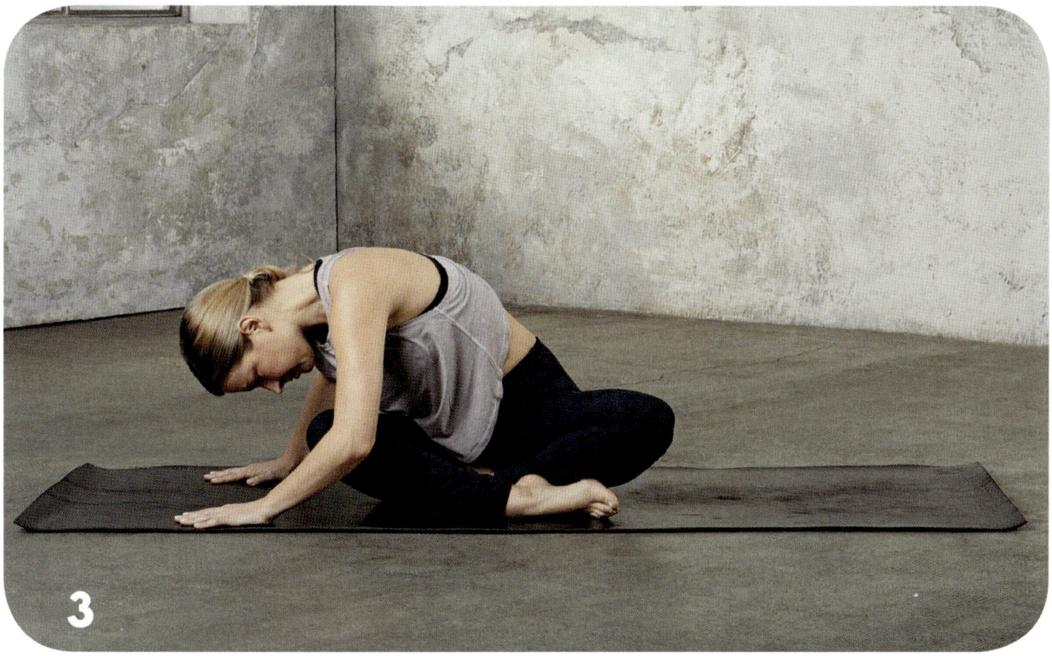

3

HÜFTÖFFNER

1. Die Beine wie im Hürdensitz anwinkeln, der vordere Fuß berührt das Knie. Möglichst beide Hüftseiten auf dem Boden absetzen und mit der Hand des vorderen Beines nah an der Hüfte abstützen (siehe Abbildung 1).
2. Mit der Einatmung die Hüfte anheben, den Arm über den Kopf strecken und dabei den Rücken nach hinten neigen (siehe Abbildung 2). Drei Atemzüge lang halten.
3. Ausatmend in die Ausgangsposition zurückkehren.
4. Wiederholen und dann die Seite wechseln.

WICHTIG: Bauch und Po müssen angespannt sein, damit der Rücken sich zwar nach hinten neigen kann, aber nicht ins Hohlkreuz fällt oder sich komprimiert anfühlt. Die Hüfte und die gesamte Körperfront sollen sich öffnen.

VARIANTE: Zur Erleichterung können Klötze oder ein festes Kissen unter den Po gelegt werden.

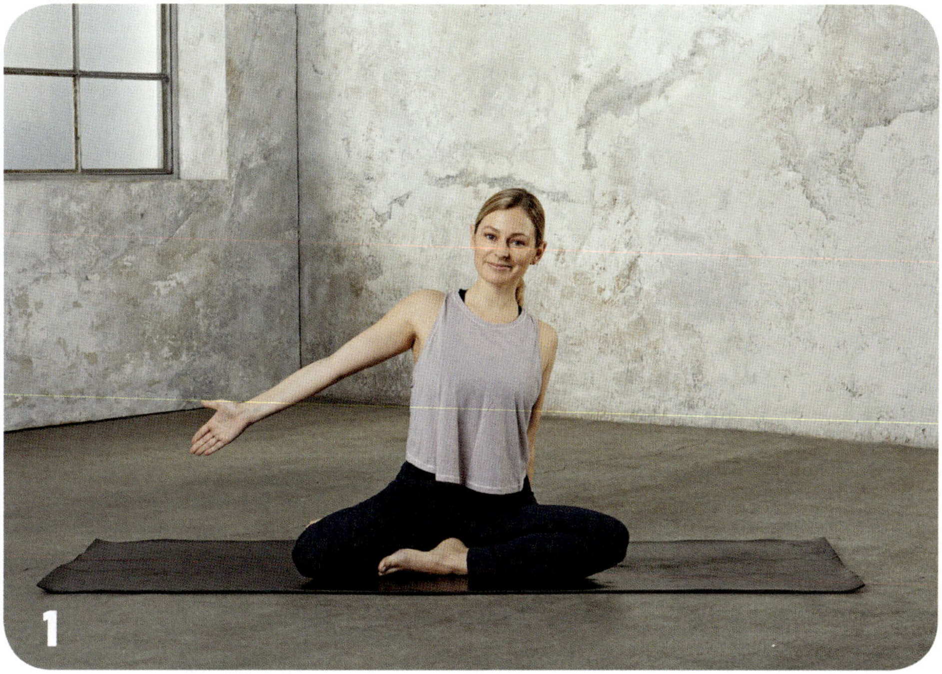

1

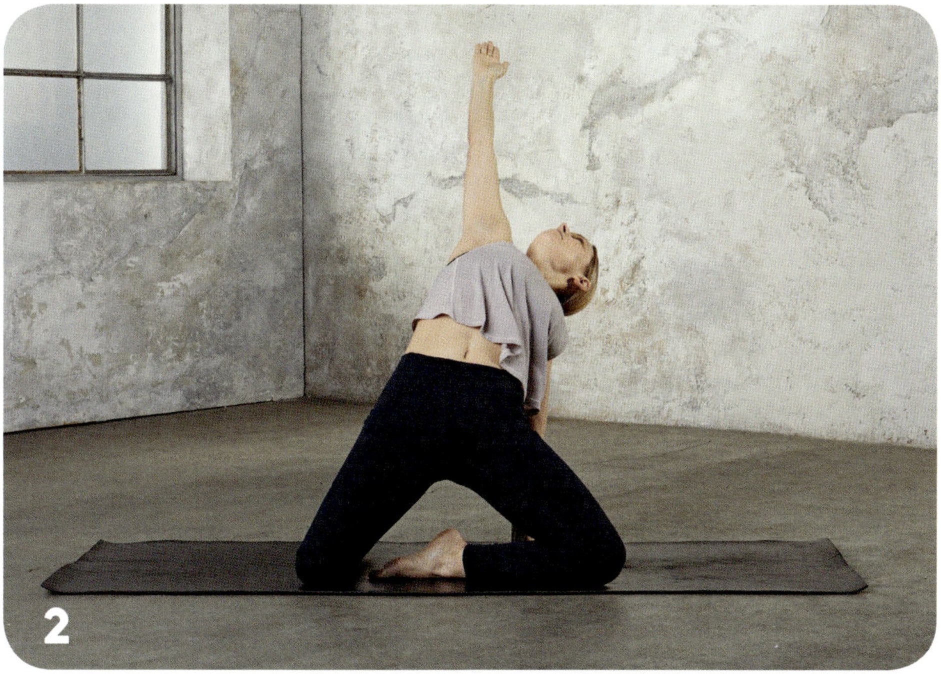

2

LANGE FLANKE

1. Für die Ausgangsposition einen großen Ausfallschritt machen, dabei das hintere Knie auf dem Boden absetzen. Das vordere Knie ist oberhalb des Sprunggelenks, der Oberkörper aufgerichtet (siehe Abbildung 1).
2. Mit der Ausatmung den Arm des vorderen Beines neben die Hüfte sinken lassen, bis die Fingerspitzen den Boden berühren, und dabei den Oberkörper seitlich neigen (siehe Abbildung 2).
3. Fünf Atemzüge lang halten, dann mit der Einatmung aufrichten und die Seite wechseln.

WICHTIG: Der Oberkörper muss sich bei der Seitneigung leicht nach hinten lehnen und darf nicht nach vorn sinken. Das vordere Knie bleibt über dem Sprunggelenk und die Hüfte parallel.

VARIANTE: Die Hand kann zur Erleichterung auf einem Klotz abgelegt werden.

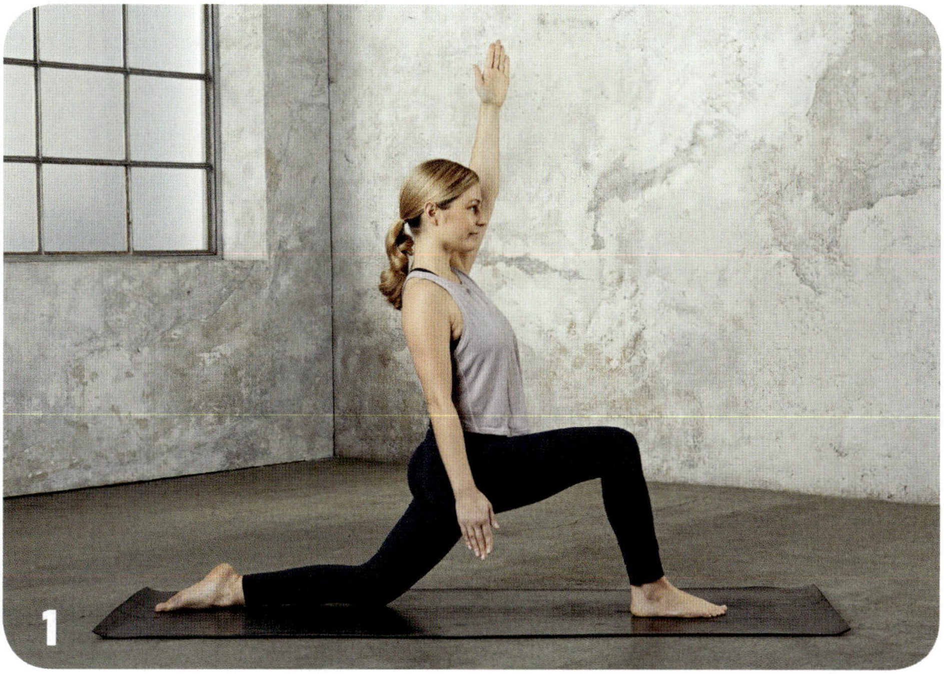
1

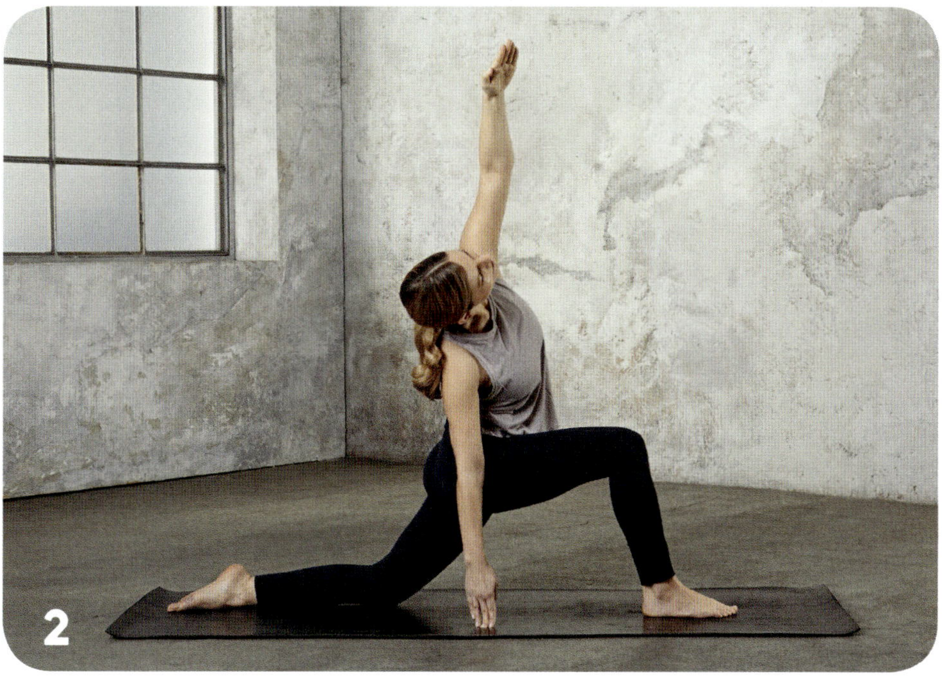
2

AUSFALLSCHRITT UND EINBEINIGE VORBEUGE

1. Für die Ausgangsposition einen großen Ausfallschritt machen, dabei das hintere Knie auf dem Boden ablegen. Das vordere Knie ist oberhalb des Sprunggelenks, der Oberkörper langgezogen (siehe Abbildung 1).
2. Mit der Ausatmung den Po nach hinten schieben und das vordere Bein strecken; der Rücken muss sich dabei langziehen (siehe Abbildung 2). Drei Atemzüge lang halten, dann in die Ausgangsposition zurückkehren.
3. Die Übung dreimal wiederholen, dann die Seite wechseln.

WICHTIG: Der Rücken muss möglichst langgezogen und die Hüfte parallel gehalten werden. Die Zehen des vorderen Fußes zeigen nach oben, ohne dass der Fuß sich verdreht.

VARIANTE: Wenn die Flexibilität noch nicht groß genug ist, kann die Übung auch mit Klötzen unter den Händen ausgeführt werden.

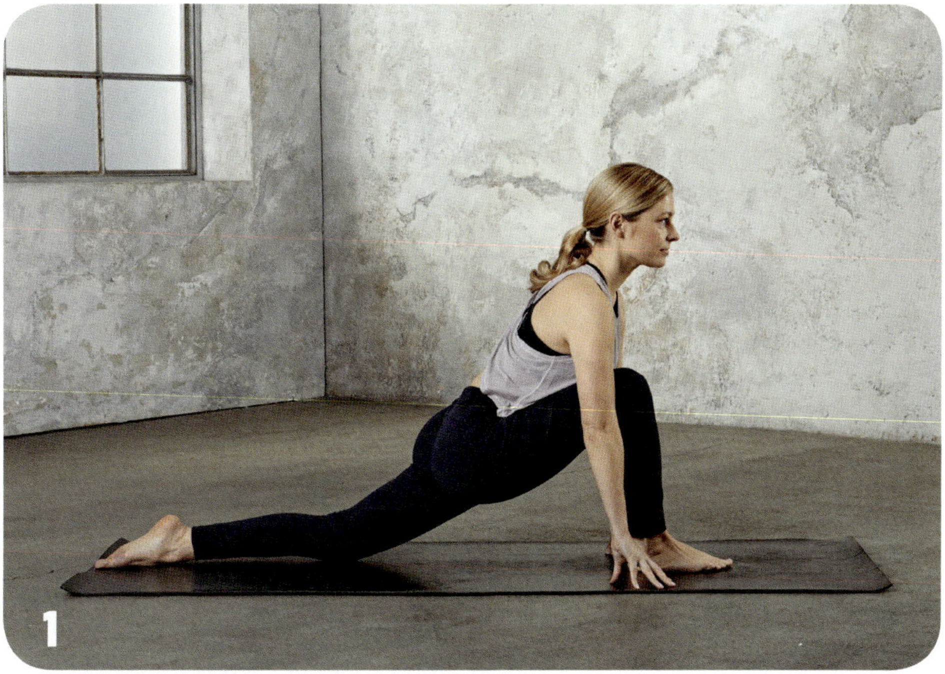

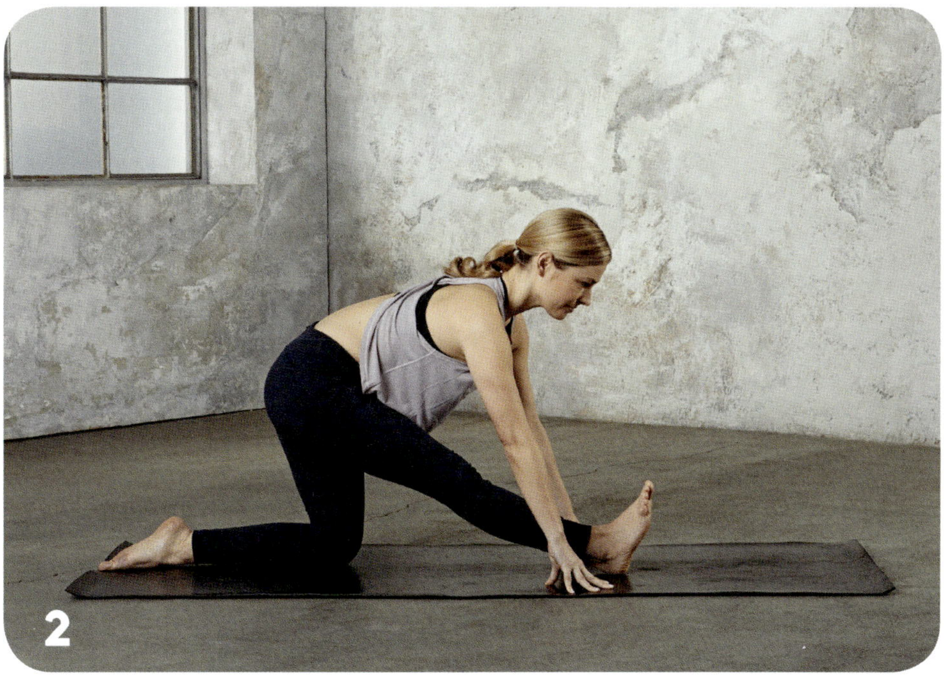

KIND UND SPHINX

1. In der Kind-Position den Po möglichst weit hinten auf den Fersen, den Oberkörper auf den Oberschenkeln und den Kopf auf dem Boden ablegen (siehe Abbildung 1).
2. Mit der Einatmung den Körper nach oben und vorn in die Sphinx schieben, dabei den Rücken nicht hängen lassen (siehe Abbildung 2). Drei Atemzüge lang in der Position bleiben.
3. Mit der Ausatmung in die Kind-Position zurückkehren und dort für drei Atemzüge bleiben.
4. Die Abfolge dreimal wiederholen.

WICHTIG: Der Bauch darf in der Kind-Position locker sein, muss aber vor dem Übergang zur Sphinx angespannt werden und den Rücken vor allem in der Sphinx-Position halten. Die Schultern ziehen nach unten, der Kopf ist aufgerichtet.

VARIANTE: Bei Rückenproblemen die Sphinx kleiner halten, indem die Hüfte nicht so weit nach vorn und unten geschoben wird. Zum zusätzlichen Stützen die Unterarme auf dem Boden ablegen.

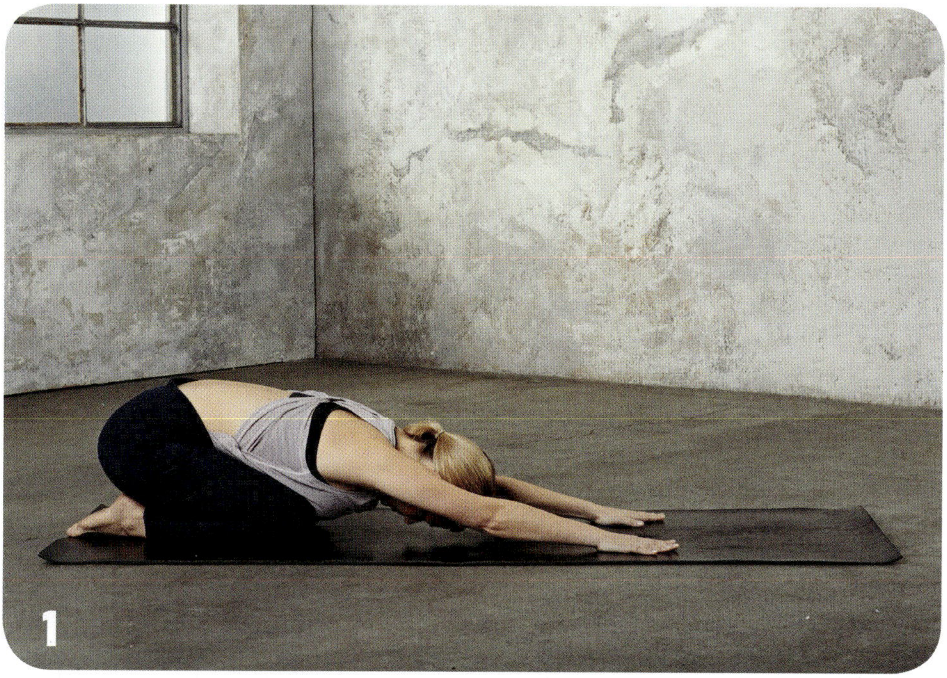
1

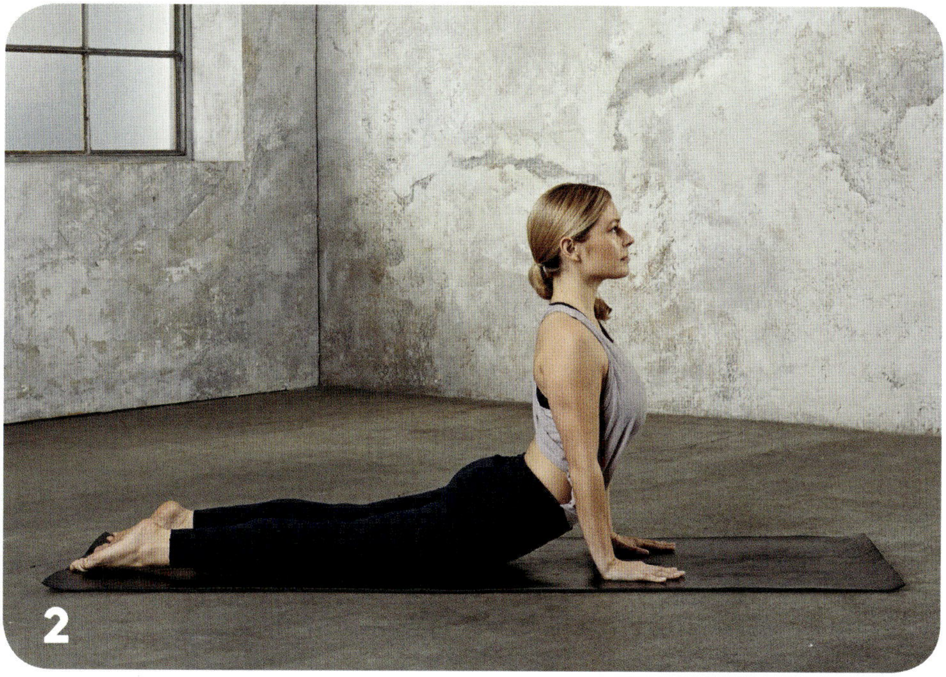
2

SEITSTÜTZROTATIONEN

1. Im Seitstütz den Arm unter dem Schultergelenk und den oberen Fuß vor dem unteren Bein auf Beckenhöhe positionieren. Das untere Knie bleibt abgelegt (siehe Abbildung 1).
2. Mit der Ausatmung den Arm nach unten rotieren, dabei den Kopf, den Schultergürtel und den oberen Rücken mitgehen lassen, die Hüfte bleibt in ihrer Position (siehe Abbildung 2).
3. Einatmend in die Ausgangsposition zurückkommen.
4. Die Übung fünfmal wiederholen, dann die Seite wechseln.

WICHTIG: Der obere Rücken rundet sich zwar, trotzdem bleiben die Schultern nach unten gezogen. Die Hüfte aktiv nach oben drücken und nicht hängen lassen.

VARIANTE: Der obere Fuß kann zur Erleichterung weiter unten aufgesetzt werden.

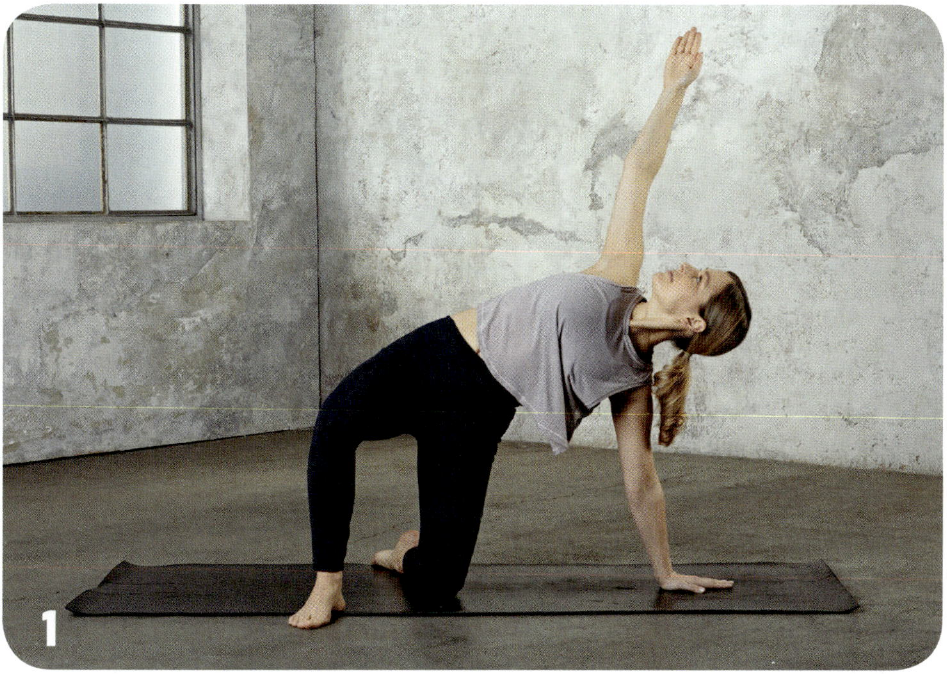
1

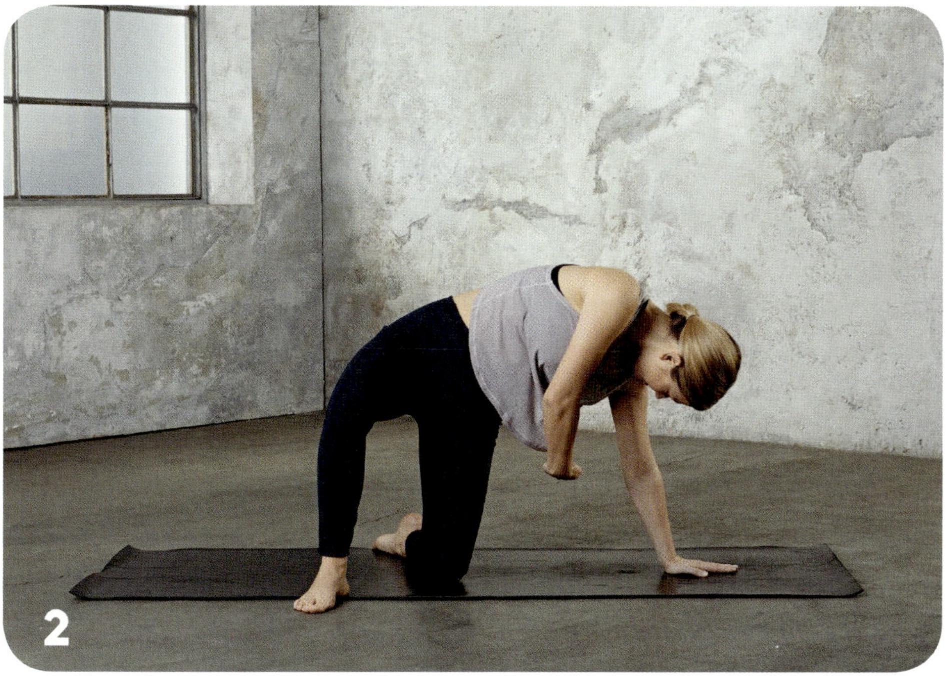
2

KUTSCHER

1. Im Kutschersitz die Beine mehr als hüftbreit anwinkeln und die Füße mit den Händen greifen. Der Rücken ist maximal gerundet, der Kopf hängt locker nach unten (siehe Abbildung 1).
2. Mit der Einatmung den Rücken lang machen und gleichzeitig mit einem Arm aufrotieren (siehe Abbildung 2). Einen Atemzug lang in der Position bleiben, dann mit der Ausatmung in den Kutschersitz zurückkehren.
3. Nach einem Atemzug zur anderen Seite rotieren. Die Übung dreimal zu jeder Seite ausführen.

WICHTIG: Der Rücken muss beim Rotieren lang werden und darf nicht mehr rund sein, deshalb vor der Rotation den Bauch anspannen und die Schultern nach unten ziehen. Der Kopf folgt der Bewegung.

VARIANTE: Wenn der Rücken sehr fest ist, kann ein dickes Kissen oder ein Klotz unter dem Po als Erhöhung die Position erleichtern.

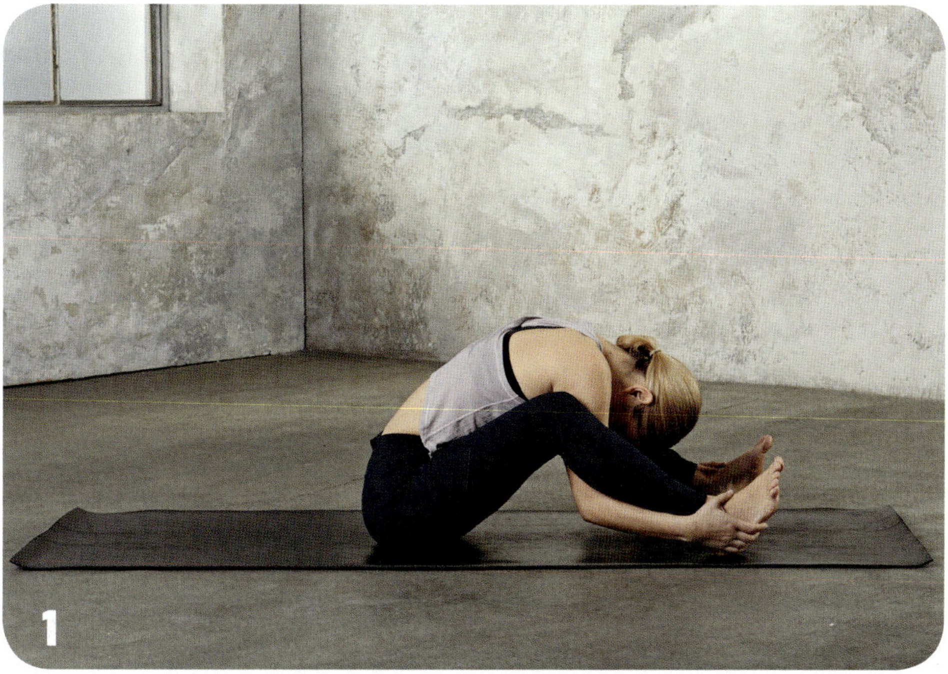
1

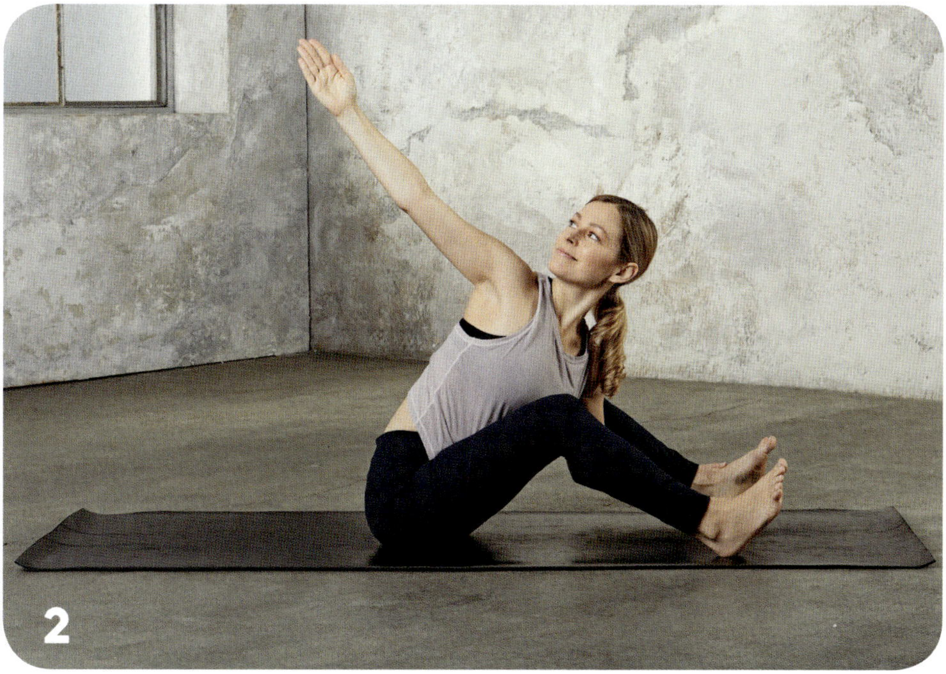
2

KNIEUMARMUNG

1. Im Sitzen ein Bein nach vorn strecken, dabei die Zehen flexen. Das andere Bein möglichst körpernah anstellen, dabei das Knie umarmen (siehe Abbildung 1).
2. Mit der Ausatmung den Arm von innen nach außen um das Knie führen, mit der anderen Hand abstützen (siehe Abbildung 2).
3. Einatmend den Rücken langziehen.
4. Fünf Atemzüge lang in der Position bleiben, dann die Seite wechseln.

WICHTIG: Der Rücken muss in der Position lang gestreckt werden. Falls das nicht möglich ist, lieber mit den Hilfsmitteln der Variante arbeiten. Der Kopf folgt der Position des Rückens und beide Pobacken bleiben auf dem Boden.

VARIANTE: Der Po kann zur Erleichterung erhöht auf einem Kissen oder Klotz sitzen.

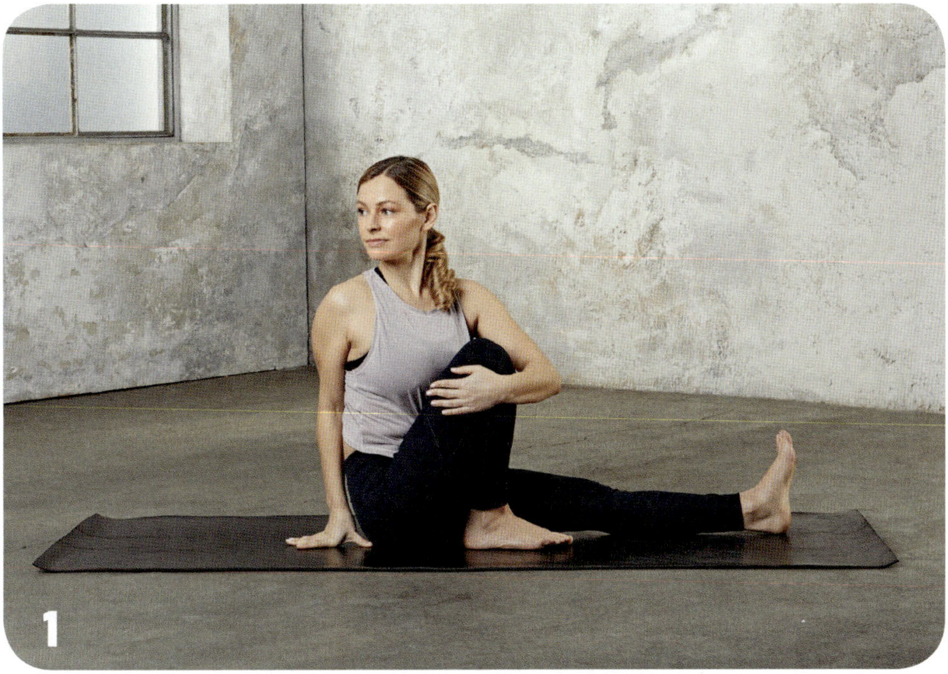

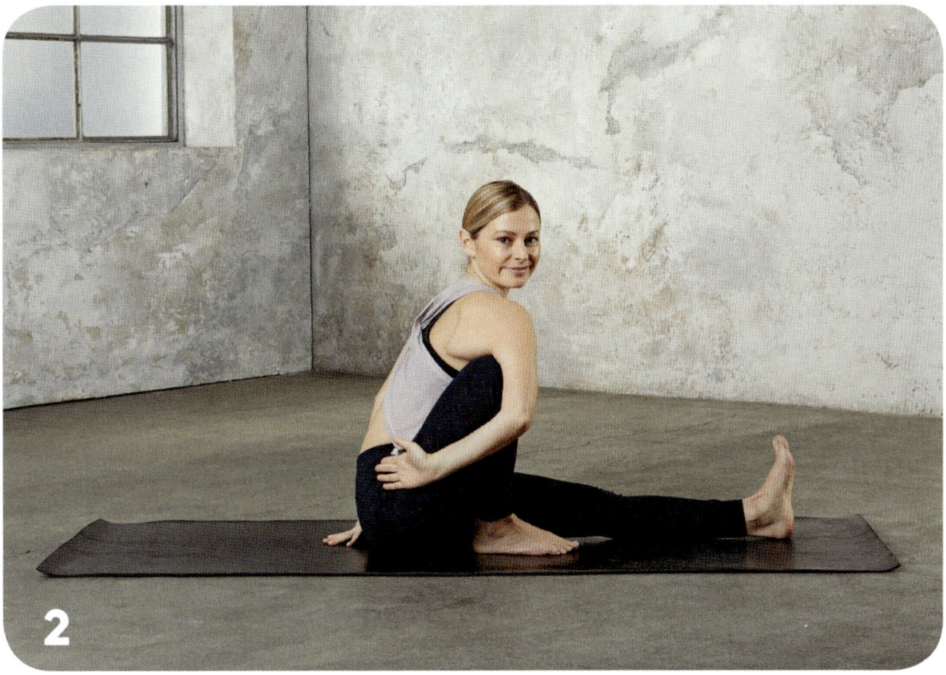

DREHSITZ

1. Im Sitzen ein Bein mit angezogenen Zehen nach vorn ausstrecken, den anderen Fuß an der Außenseite des Oberschenkels aufsetzen. Der Arm zieht das Knie am Körper vorbei und die andere Hand stützt am Boden, knapp hinter der Hüfte (siehe Abbildung 1).
2. Mit der Einatmung den Rücken langziehen und mit der Ausatmung noch mehr rotieren lassen.
3. Fünf Atemzüge lang in der Position bleiben, dann die Seite wechseln.

WICHTIG: Beide Pobacken müssen immer Kontakt mit dem Boden haben und dort fest verankert sein. Der Rücken rotiert und macht sich gleichzeitig lang, dabei muss der Nacken auch lang bleiben.

VARIANTE: Zur Erleichterung kann ein Kissen oder Klotz unter den Po gelegt werden. Wenn die Beweglichkeit größer ist, kann das untere Bein angewinkelt werden, ohne auf dem Fuß zu sitzen (siehe Abbildung 2).

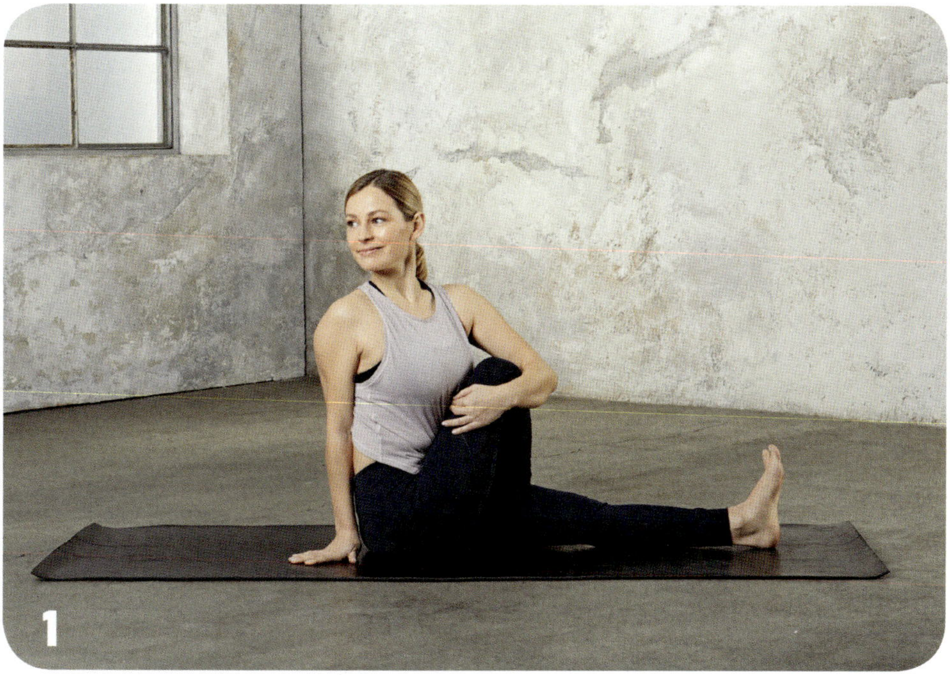

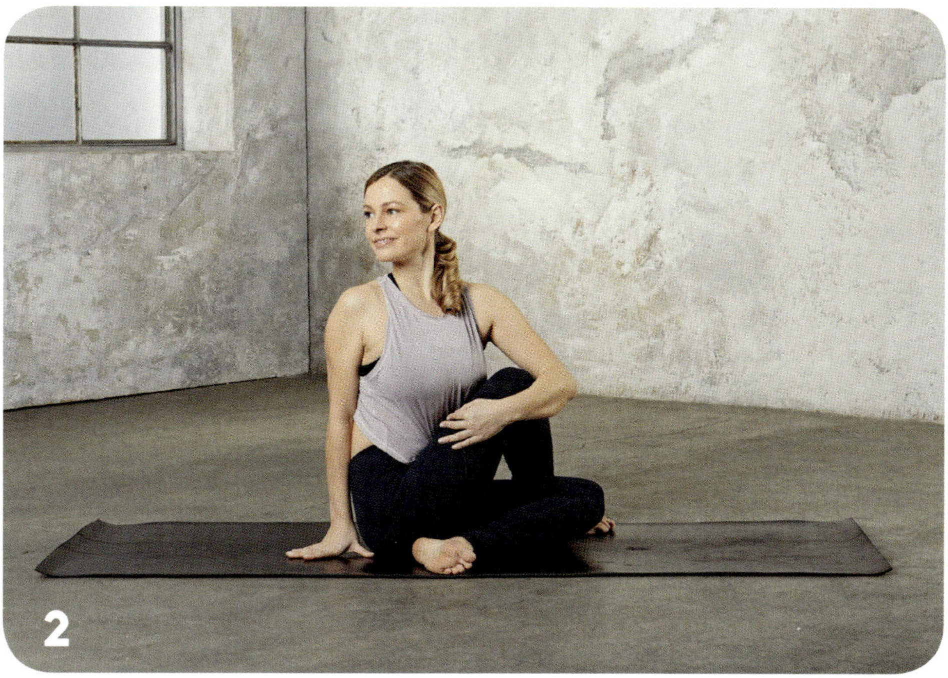

BRÜCKE

1. In der Rückenlage sind die Füße hüftbreit und parallel aufgestellt, der Po schwebt knapp über dem Boden. Die Arme schweben über dem Boden, dabei bleiben Schultern und Brustkorb entspannt (siehe Abbildung 1).
2. Mit der Ausatmung das Becken anheben und die Arme hinter den Kopf führen (siehe Abbildung 2).
3. Einatmend in die Ausgangsposition zurückkommen.
4. Die Übung zehnmal wiederholen.

WICHTIG: Der Rücken darf nicht ins Hohlkreuz fallen, deshalb müssen die Schulterblätter auf dem Boden liegen bleiben und der Bauch angespannt sein. Die Arme nur so weit nach hinten bewegen, wie die Schultern von den Ohren wegbleiben können.

VARIANTE: Der Bewegungsumfang kann jederzeit reduziert oder die Übung aufgeteilt werden.

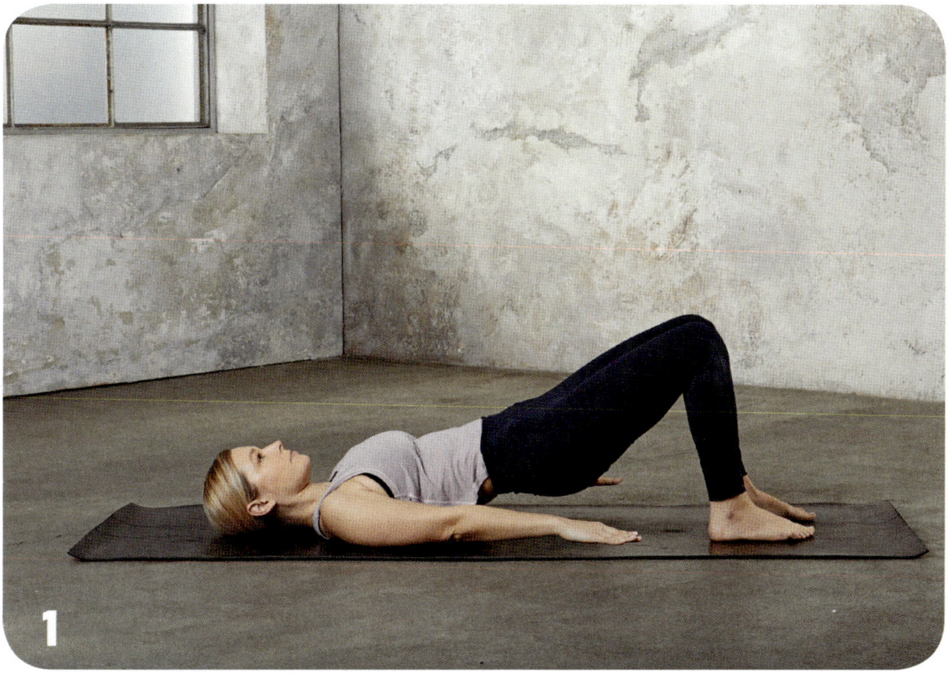

1

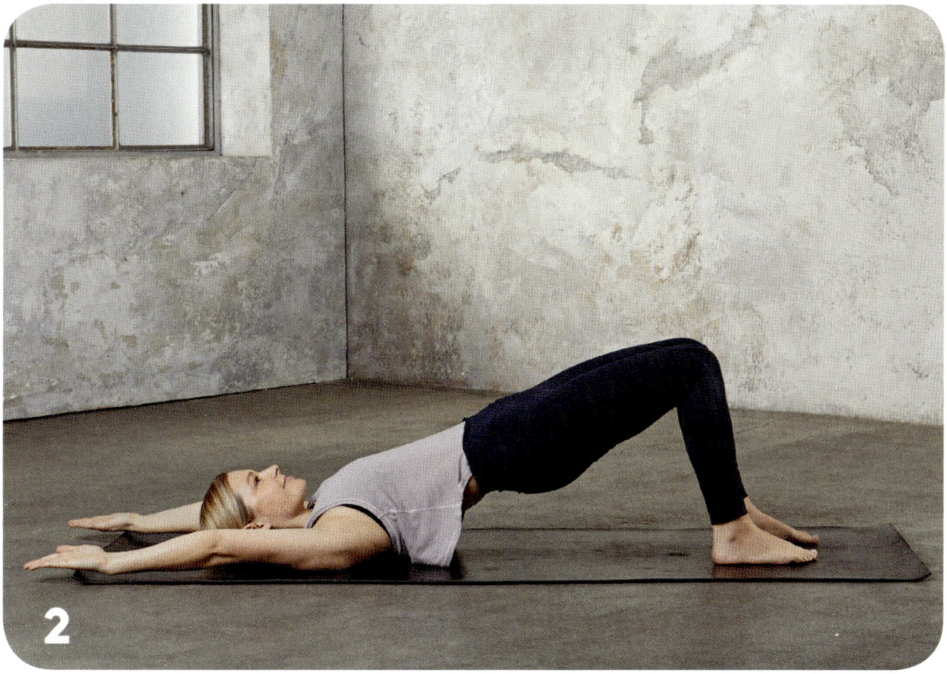

2

KROKODIL

1. Mit angewinkelten Beinen auf der Seite liegen, dabei bilden Hüfte und Knie einen Winkel von etwa 90 Grad. Die Hände liegen aufeinander (siehe Abbildung 1).
2. Mit der Einatmung den Arm mit dem Schultergürtel und dem Rücken so weit aufdrehen, wie es möglich ist und die Knie ihre Position beibehalten (siehe Abbildung 2).
3. In der geöffneten Position einen Atemzug lang bleiben und mit der Ausatmung in die Ausgangsposition zurückkehren.
4. Fünfmal wiederholen, dann die Seite wechseln.

WICHTIG: Der Arm rotiert nur so weit, wie es die Beweglichkeit des Rückens und der Schulter zulässt. Er kann abgelegt werden, aber nur, wenn die andere Schulter auf dem Boden bleibt und die Knie ihre Position nicht ändern.

VARIANTE: Der Kopf kann durch ein Kissen unterstützt werden, damit der Hals-Nacken-Bereich nicht abknickt.

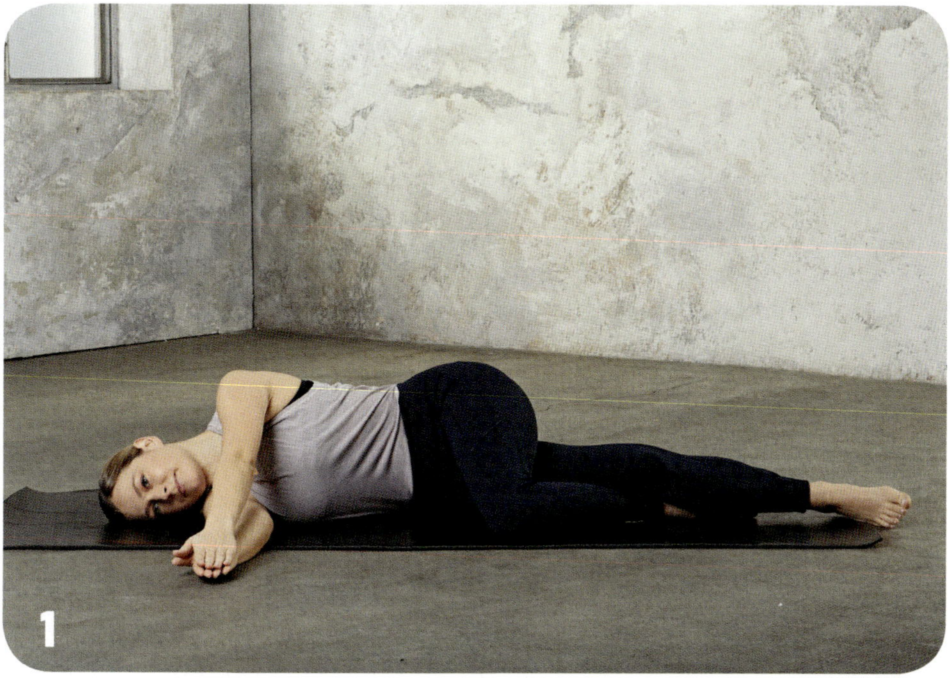
1

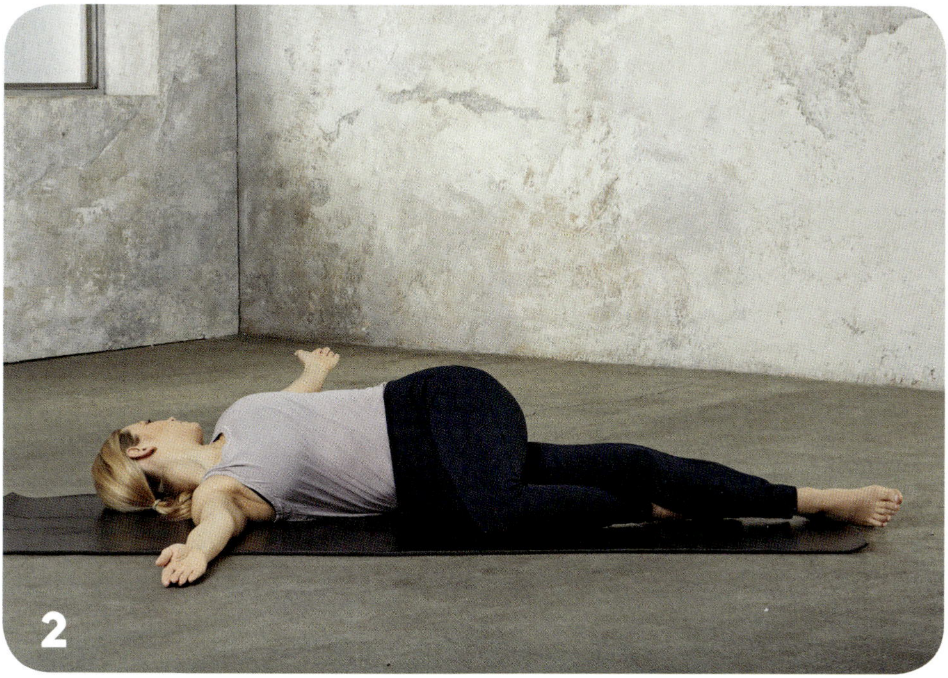
2

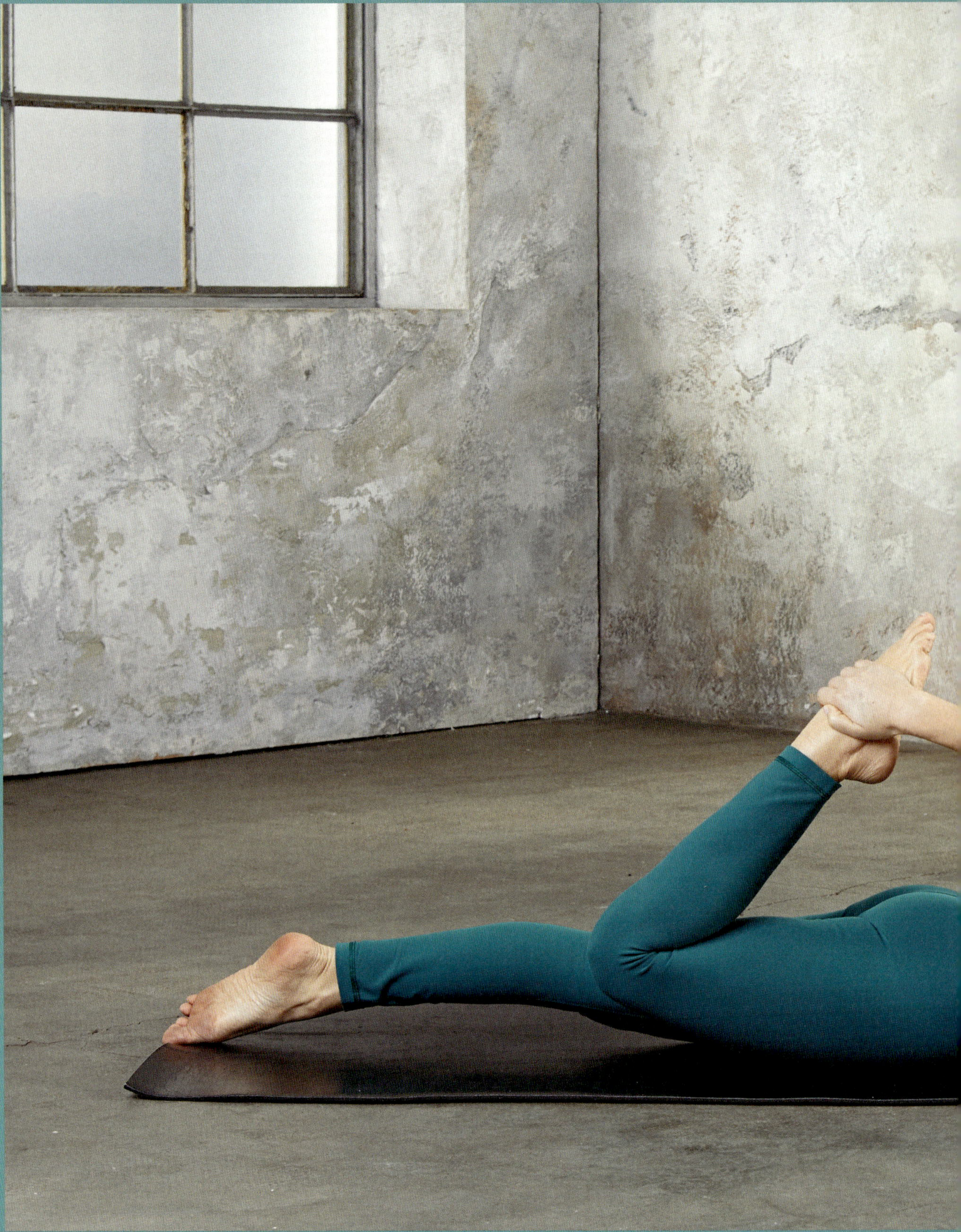

DEFINE YOUR BACK AND ARMS

LEVEL 1

Kraft und Definition in den Armen und gleichzeitig einen starken Rücken zu haben, das ist das Ziel dieses Workouts. Eine gute Haltung ist das Wichtigste für den perfekten Auftritt, egal ob beruflich oder privat. Haltung ist ein Ausdruck unseres aktuellen Befindens und wird unbewusst von allen sofort wahrgenommen. Deshalb ist Kraft und Beweglichkeit im Oberkörper und in den Armen sehr wichtig.

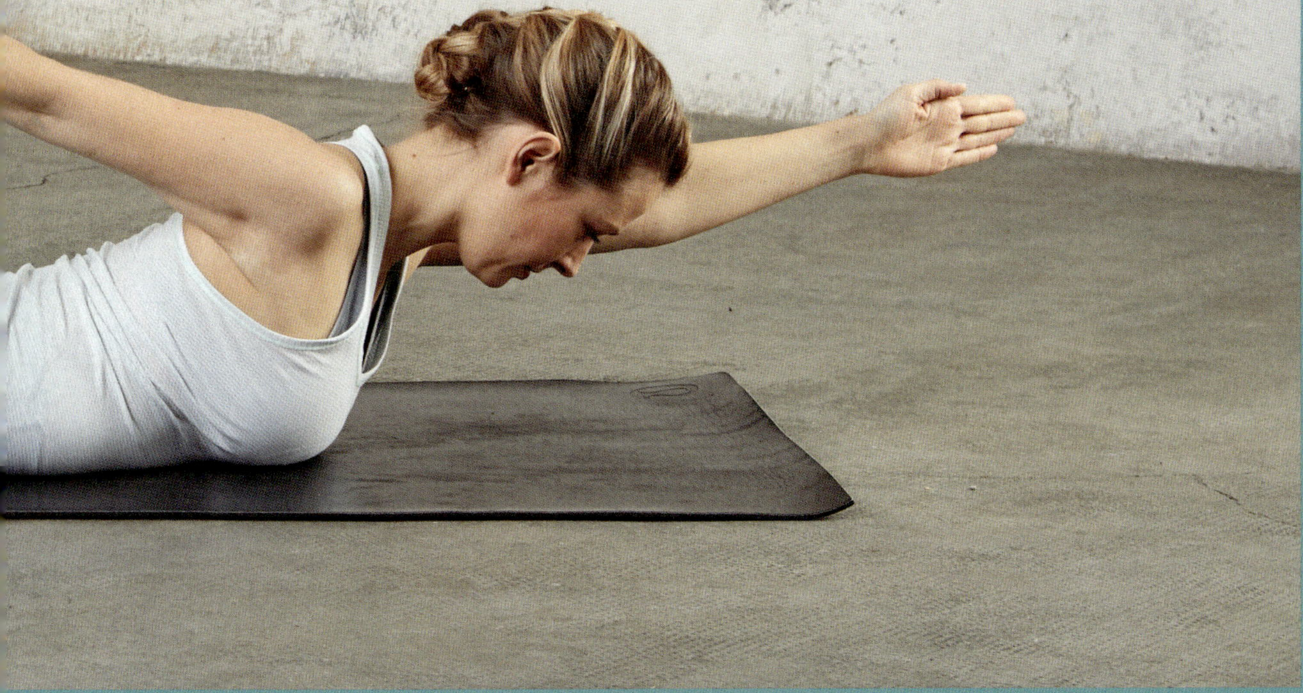

AUFWÄRMEN

1. Auf den Fersen oder auf den Klötzen mit aufrechtem Rücken sitzen, die Arme sind auf Brusthöhe angewinkelt (siehe Abbildung 1).
2. Mit den Ellbogen zehn gleichmäßige Kreise nach hinten malen, dann die Richtung wechseln (siehe Abbildung 2).
3. Mit verschränkten Fingern die Arme nach vorn schieben, dabei den Rücken runden (siehe Abbildung 3).
4. Beim Anheben der Arme den Rücken wieder lang machen (siehe Abbildung 4).
5. Zehnmal wiederholen, dabei die Schultern von den Ohren wegziehen und den Bauchnabel leicht nach innen ziehen.

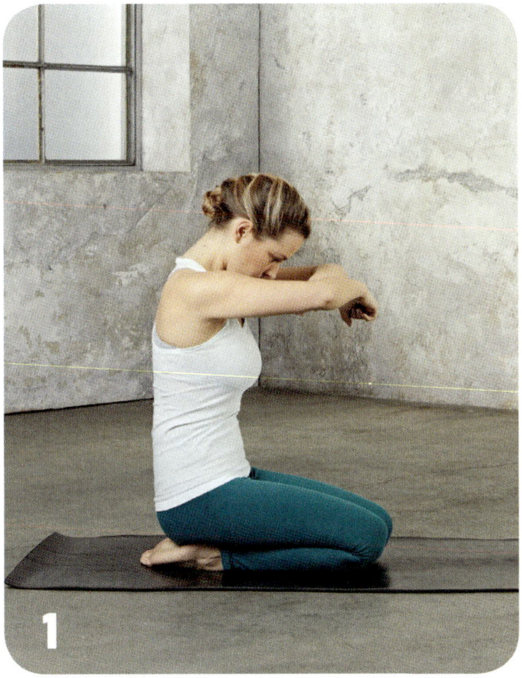
1

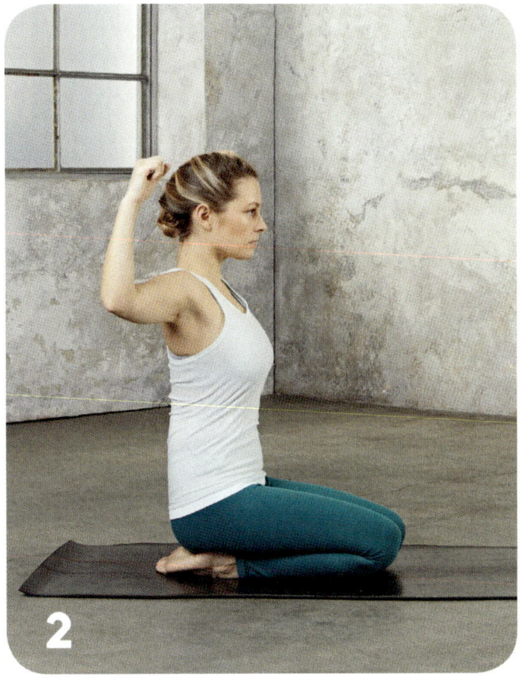
2

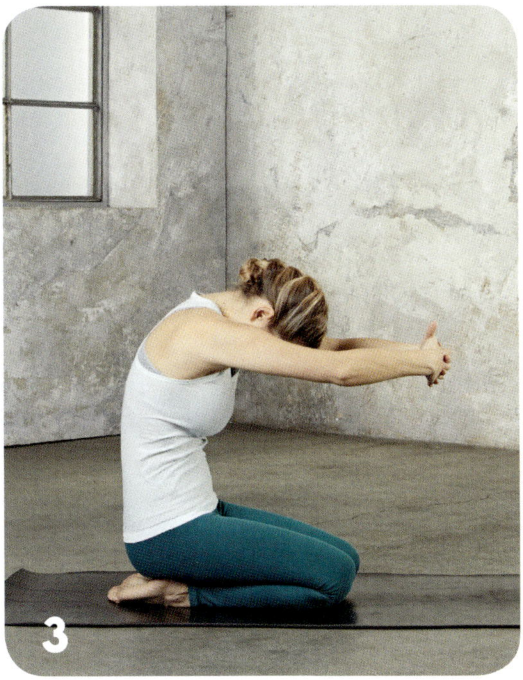
3

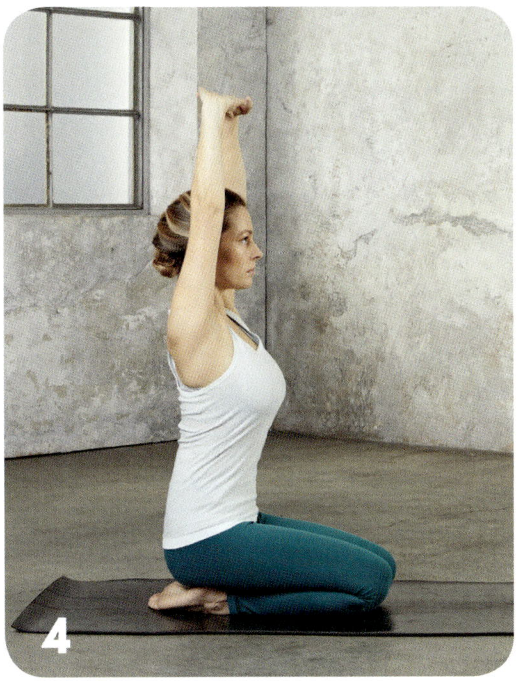
4

SCHULTERBLATTPLANKE

1. Im Unterarmstütz die Ellbogen unter den Schultern positionieren und den Körper inklusive des Kopfs in einer schiefen Ebene halten (siehe Abbildung 1).
2. Mit der Ausatmung die Unterarme fest in den Boden stemmen und den Brustkorb nach oben drücken (siehe Abbildung 2).
3. Mit der Einatmung wieder nachgeben und zurück in die Ausgangsposition kommen.
4. Zehnmal wiederholen.

WICHTIG: Der ganze Körper muss angespannt werden, vor allem Bauch und Po. Der Kopf ist immer in Verlängerung des Rückens, die Schultern ziehen nach unten.

VARIANTE: Die Übung wird leichter, wenn sie auf den Knien durchgeführt wird.

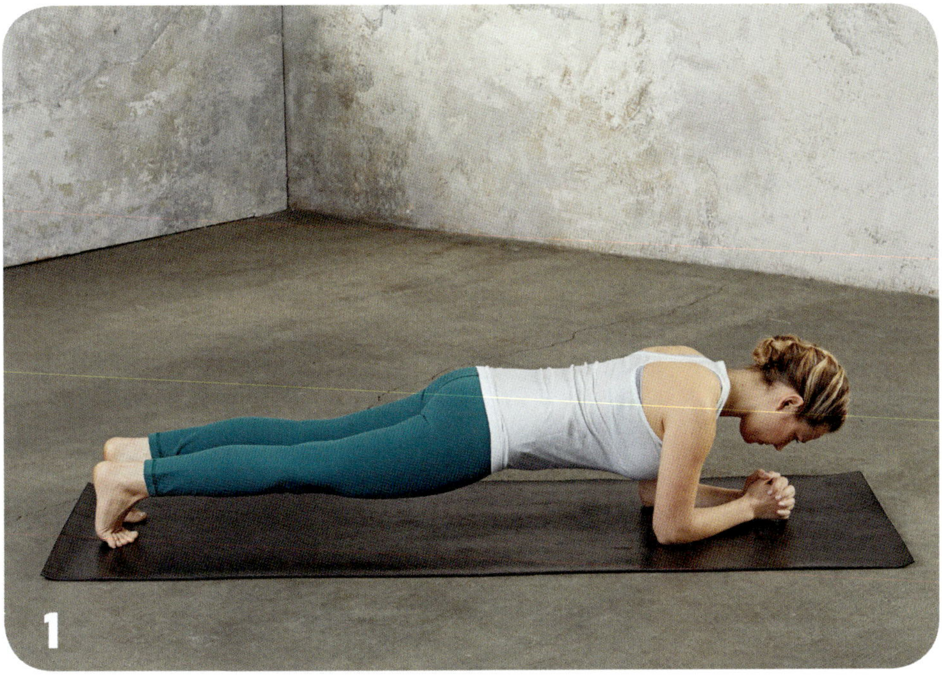

1

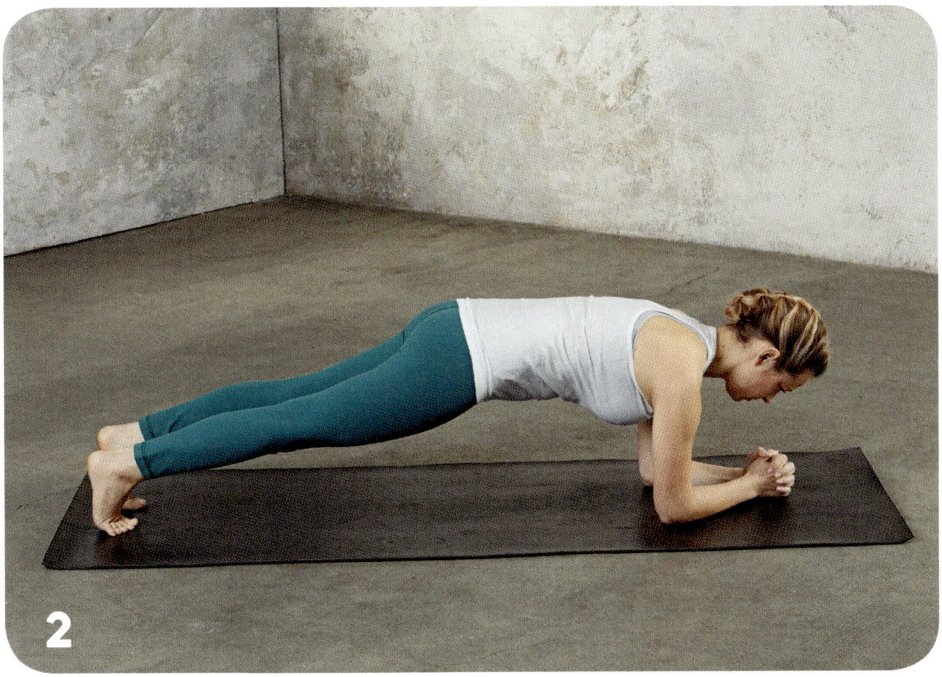

2

TRIZEPSKICKS

1. Auf dem Bauch liegend das Schambein in den Boden drücken und den Oberkörper anheben, die Arme sind eng angewinkelt und die Fäuste auf Brusthöhe positioniert. Der Kopf wird in Verlängerung des Rückens gehalten (siehe Abbildung 1).
2. Die Arme zehnmal beim Ausatmen nach hinten oben strecken (siehe Abbildung 2) und beim Einatmen in die Ausgangsposition zurückbringen, ohne den Oberkörper zu bewegen.

WICHTIG: Der Bauchnabel muss konstant nach innen gezogen werden, um den Rücken zu unterstützen und nicht ins Hohlkreuz zu fallen. Die Schultern bleiben von den Ohren weggezogen und der Blick nach vorn unten gerichtet.

VARIANTE: Wenn Rücken und Arme noch nicht genügend Kraft haben, können die gestreckten Arme nur hoch und tief bewegt werden.

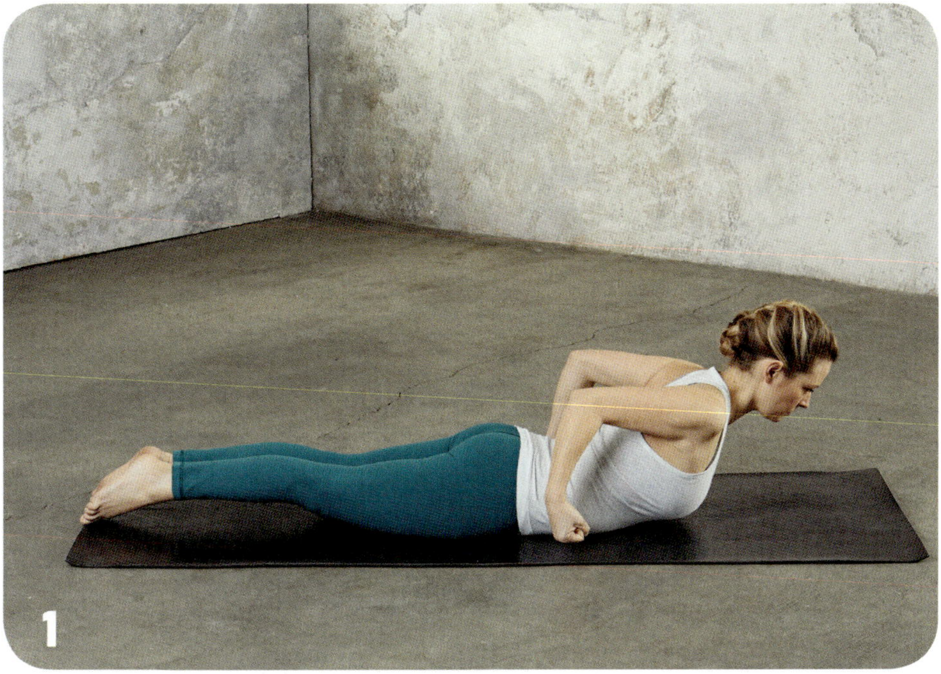
1

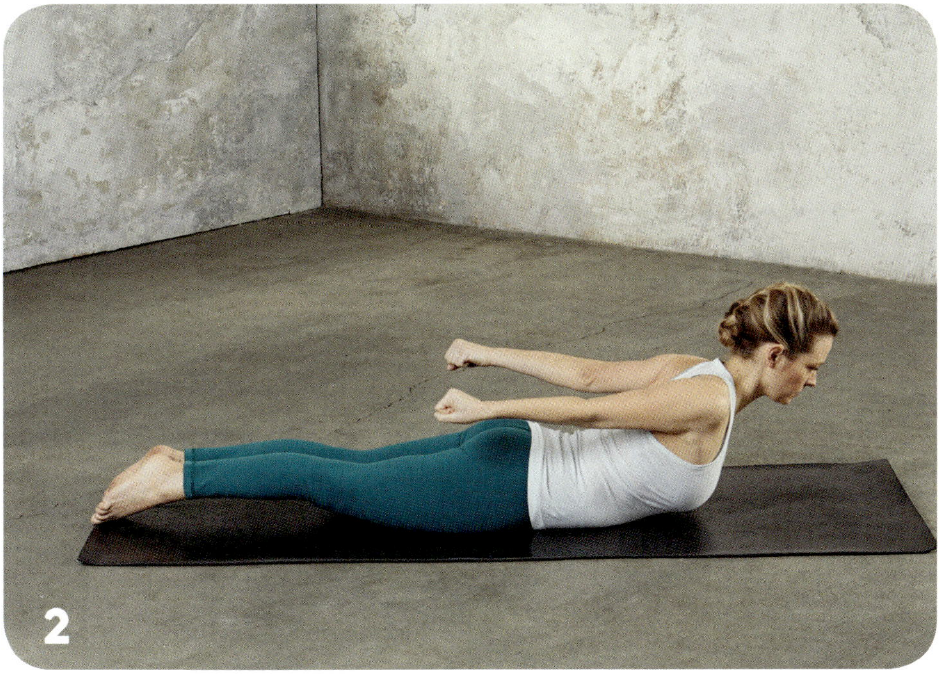
2

ADLERARME

1. Im Kniestand die Arme vor der Brust überkreuzen und die Handflächen weitgehend aneinanderlegen (siehe Abbildung 1).
2. Mit der Ausatmung die Ellbogen gleichzeitig etwas anheben und mit den Unterarmen von der Brust wegziehen. Der Oberkörper kann sich leicht nach vorn neigen, die Schultern werden dabei auseinandergezogen (siehe Abbildung 2).
3. Fünf Atemzüge lang in der Position bleiben und dann die Arme andersrum überkreuzen.

WICHTIG: Die Schultern müssen konstant nach unten gezogen werden, auch wenn die Bewegung dadurch kleiner wird.

VARIANTE: Wenn der Schultergürtel noch nicht sehr beweglich ist, können die Handflächen vielleicht nicht aneinandergelegt werden. Dann ist es einfacher, nur den Daumen zu greifen oder die Hände ohne Kontakt zu lassen.

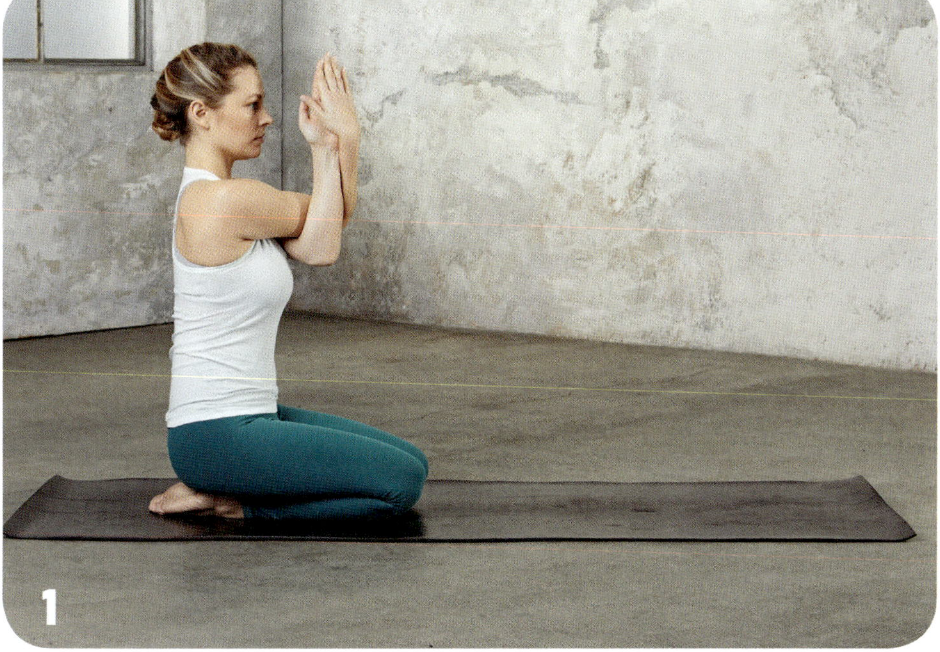

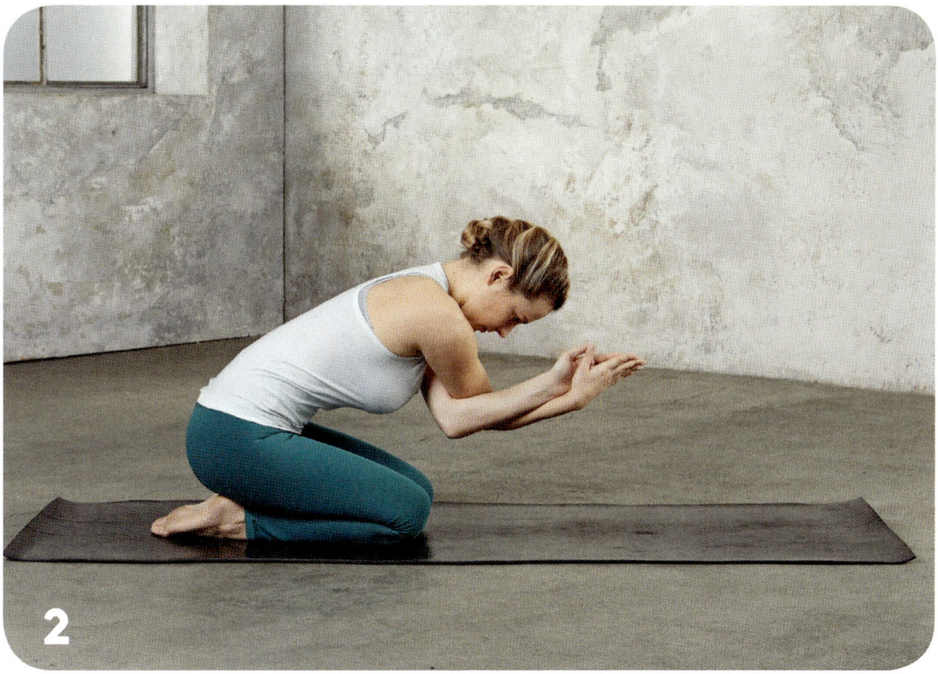

FAUSTHEBEN

1. In der Bauchlage mit nach innen gezogenem Bauchnabel die Finger hinter dem Rücken verschränken, zur Faust zusammendrücken und über dem Rücken schweben lassen. Der Oberkörper ist nur leicht angehoben, der Kopf in Verlängerung des Rückens (siehe Abbildung 1).
2. Mit der Ausatmung beide Arme anheben, ohne dass sich der Oberkörper bewegt (siehe Abbildung 2), mit der Einatmung wieder absenken.
3. Die Übung zehnmal wiederholen.

WICHTIG: Die Bewegung nur so hoch ausführen, dass die Schultern von den Ohren wegbleiben können. Sobald die Schultern nach oben und vorn ziehen, ist die Armbewegung zu groß. Der Blick bleibt nach unten gerichtet, der Bauch unterstützt konstant den Rücken.

VARIANTE: Bei Einschränkungen im Schultergürtel können die Hände bei jeder Bewegung wieder auf dem Rücken abgelegt werden und nur einen kleinen Bewegungsumfang ausführen.

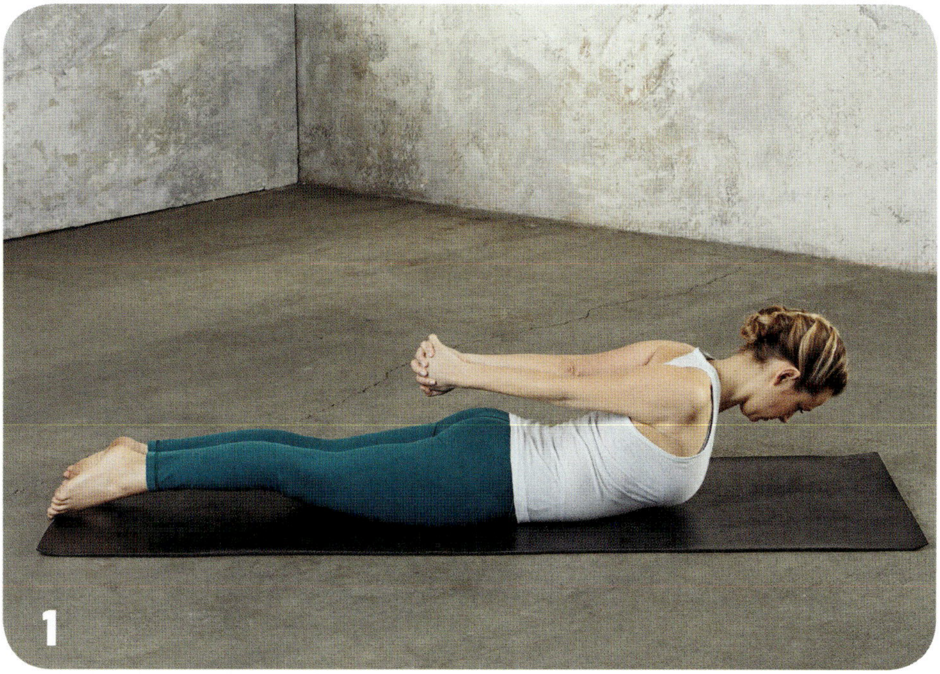
1

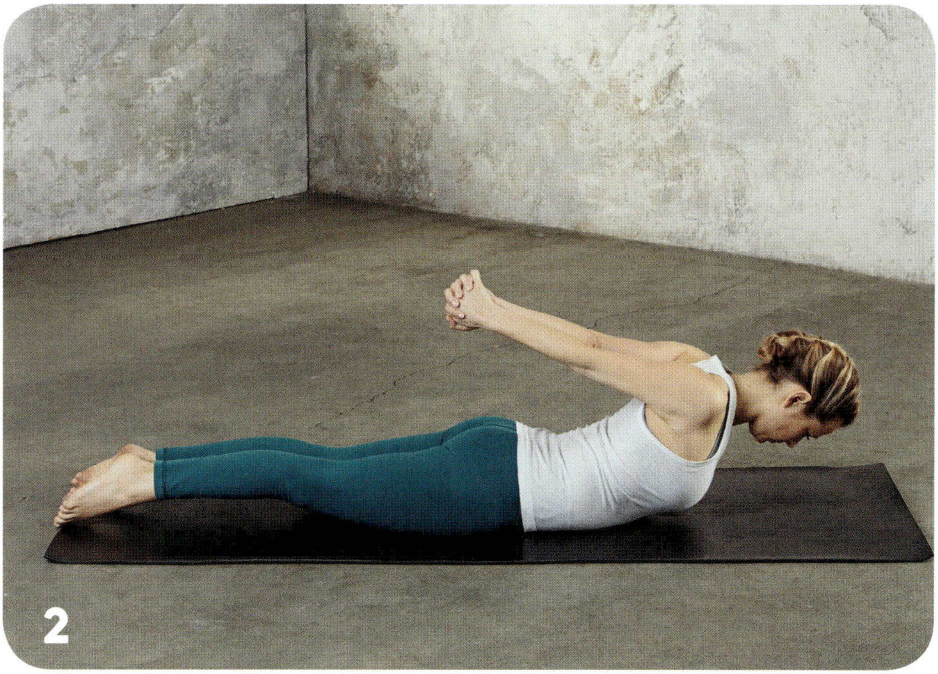
2

UNTERARMLIEGESTÜTZ

1. Im Vierfüßlerstand die Hände schulterbreit unter dem Brustkorb positionieren. Der Bauch ist angespannt, die Schulterblätter sind nach unten und außen gezogen (siehe Abbildung 1).
2. Mit der Ausatmung die Unterarme nach hinten unten absenken (siehe Abbildung 2) und mit der Einatmung wieder nach oben in die Ausgangsposition drücken. Die Ellbogen dabei nicht nach außen ausweichen lassen.
3. Die Übung zehnmal wiederholen.

WICHTIG: Die Schulterblätter und der untere Rücken dürfen in der Bewegung nicht durchhängen. Deshalb muss die Bauchspannung gehalten und die Rückseite der Oberarme sowie der Schultergürtel eingesetzt werden.

VARIANTE: Die Bewegung kann mit einem kleinen Bewegungsradius ausgeführt werden, bis genügend Kraft zur vollen Bewegung mit korrekter Haltung vorhanden ist.

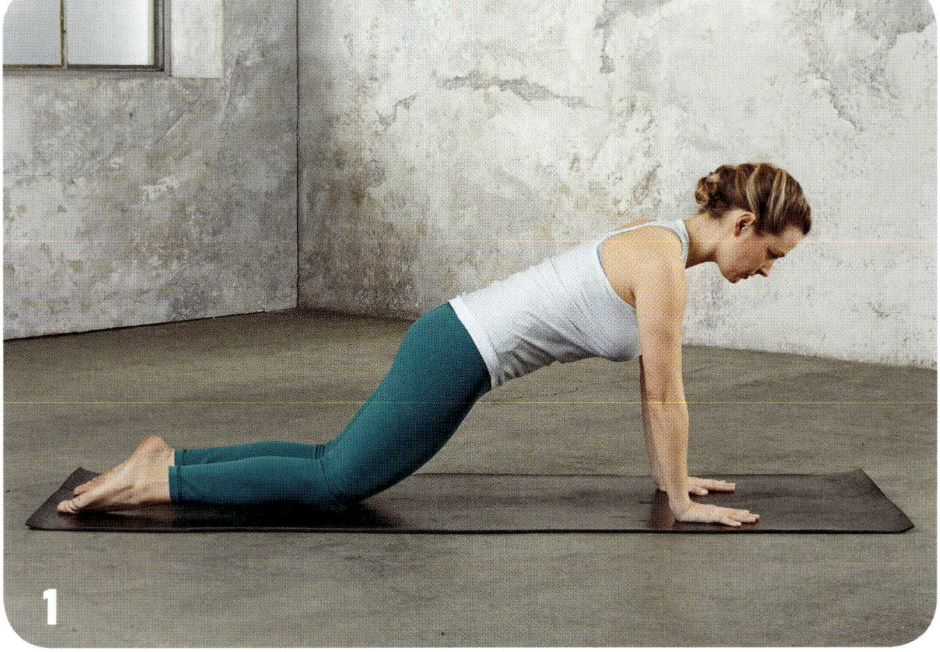
1

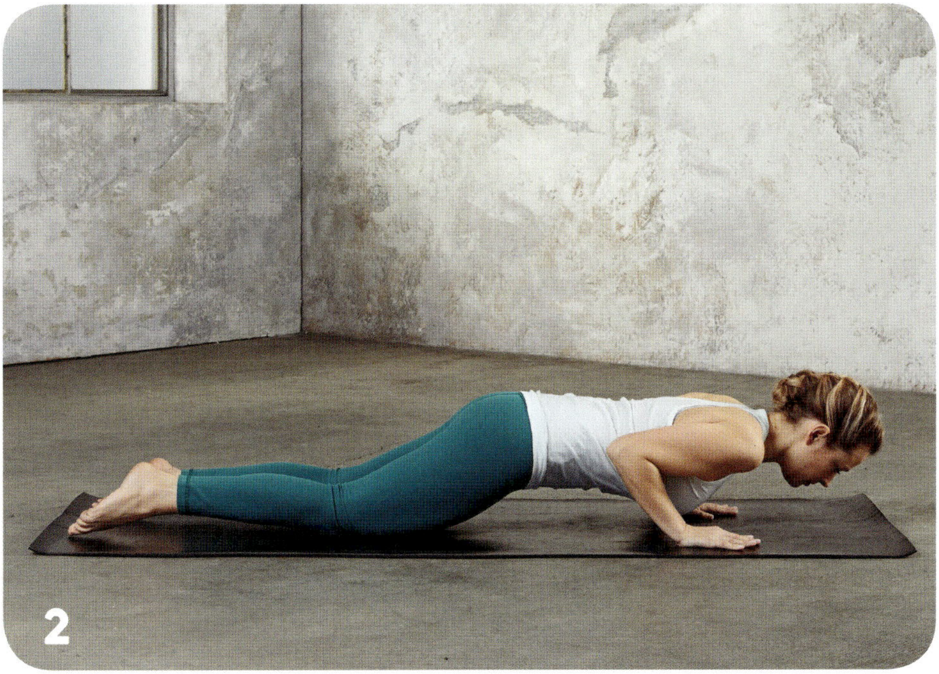
2

HALBER BOGEN

1. In der Bauchlage mit Bauchspannung den Fuß mit der Hand greifen und das Becken gerade ausgerichtet auf dem Boden gedrückt halten. Der Blick ist nach unten gerichtet und der Kopf schwebt über dem Boden (siehe Abbildung 1).
2. Mit der Einatmung den Fuß vom Po wegziehen und gleichzeitig den Arm vom Boden lösen. Der Oberkörper kann dabei noch höher kommen, der Kopf passt sich der Rückenposition an (siehe Abbildung 2).
3. Fünf Atemzüge lang in der Position bleiben, dann die Seite wechseln.

WICHTIG: Der Bauch muss die Spannung halten, um den unteren Rücken nicht unkontrolliert zu komprimieren, der Kopf folgt dabei nur der Rückenposition, damit der Nacken lang bleiben kann. Das Becken bleibt mit beiden Seiten auf dem Boden und darf nicht zu einer Seite kippen.

VARIANTE: Die Übung wird leichter, wenn der Arm auf dem Boden bleibt und unterstützt. Eventuell muss der Fuß auch näher am Po bleiben.

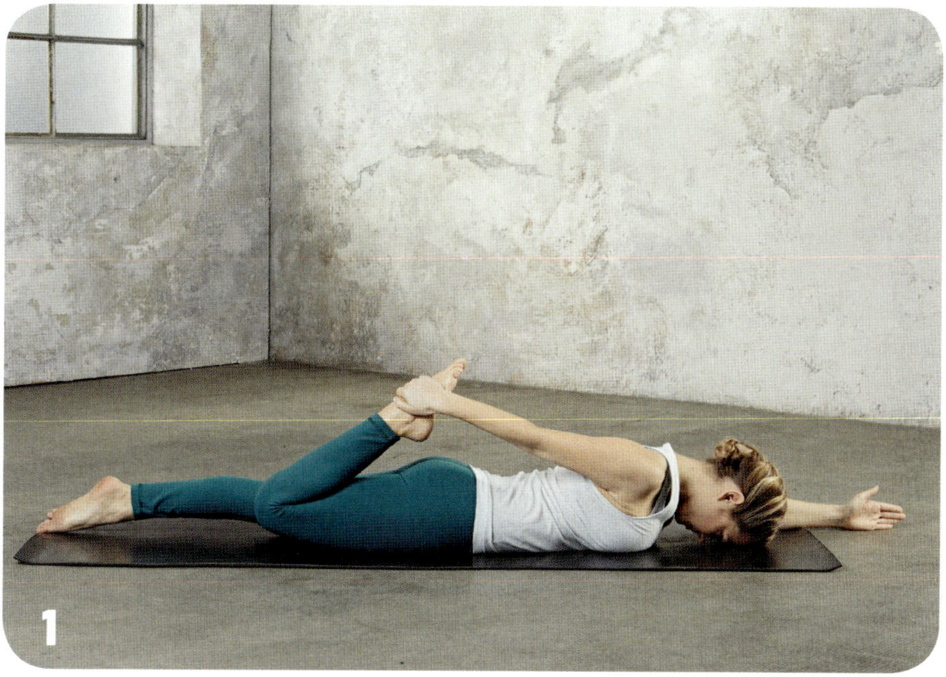

1

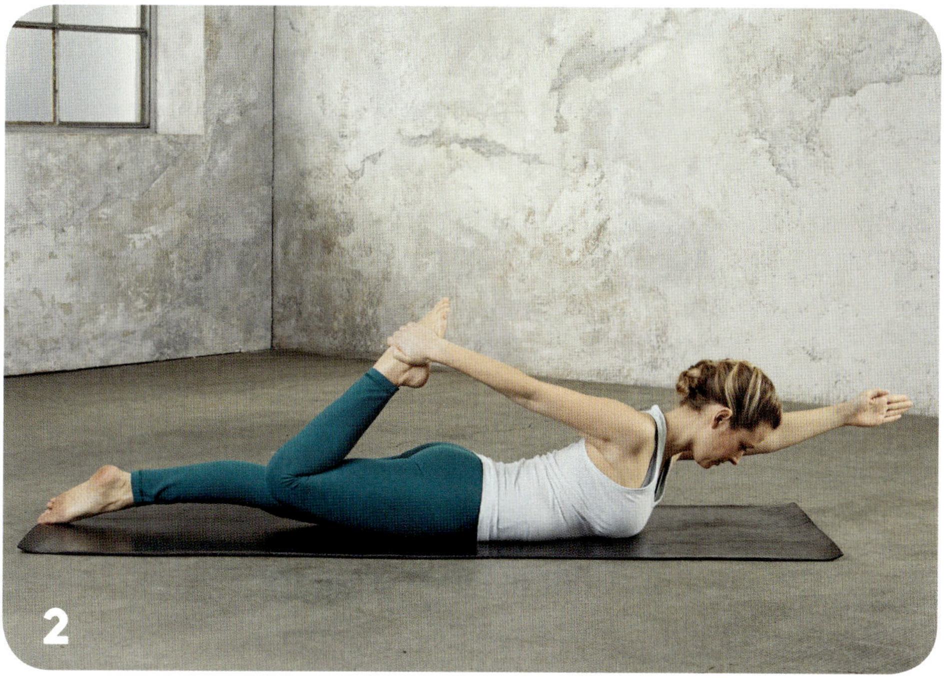

2

SCHULTERBLATTROTATION

1. Im Vierfüßlerstand die Knie unter der Hüfte positionieren und den Bauchnabel nach innen ziehen, der Rücken bleibt dabei lang. Ein Arm ist seitlich nach oben angehoben, der Schultergürtel wird aufgedreht und der Daumen zeigt nach oben und hinten (siehe Abbildung 1).
2. Mit der Ausatmung den Arm so weit wie möglich unter dem Körper durchschieben, sodass die Schulterblätter sich auseinanderziehen. Dabei zeigt die Handfläche nach oben (siehe Abbildung 2).
3. Mit der Einatmung in die Ausgangsposition zurückkommen und das Schulterblatt wieder nach hinten unten bewegen.
4. Nach fünf Wiederholungen die Seite wechseln.

WICHTIG: Die Rotation findet im Schultergürtel und im oberen Rücken statt, der untere Rücken muss stabil und ruhig bleiben.

VARIANTE: Die Bewegung kann kleiner gemacht werden, wenn die Mobilität des Schultergürtels eingeschränkt ist.

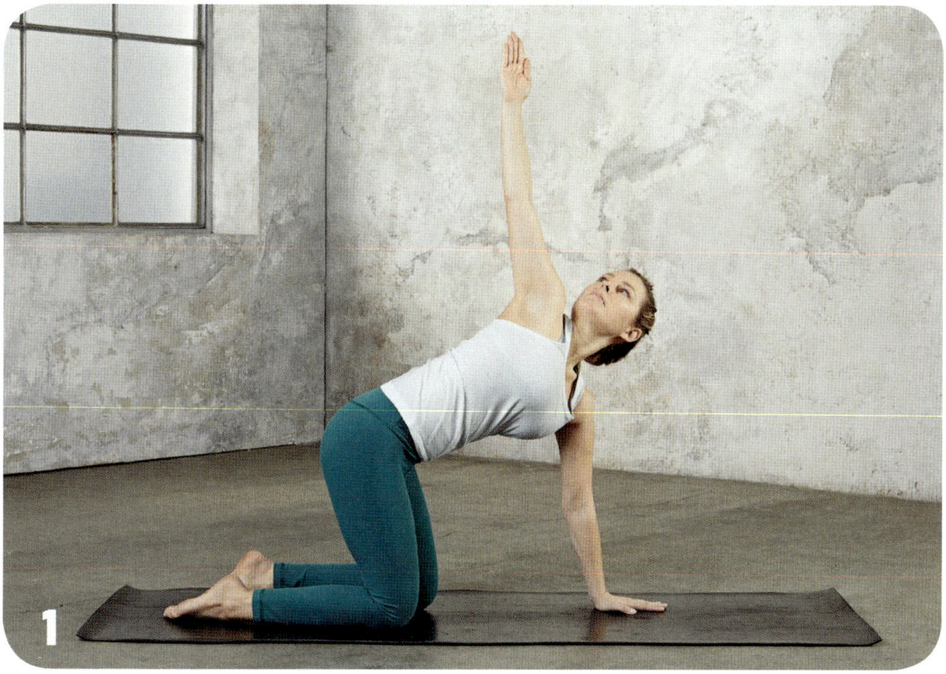

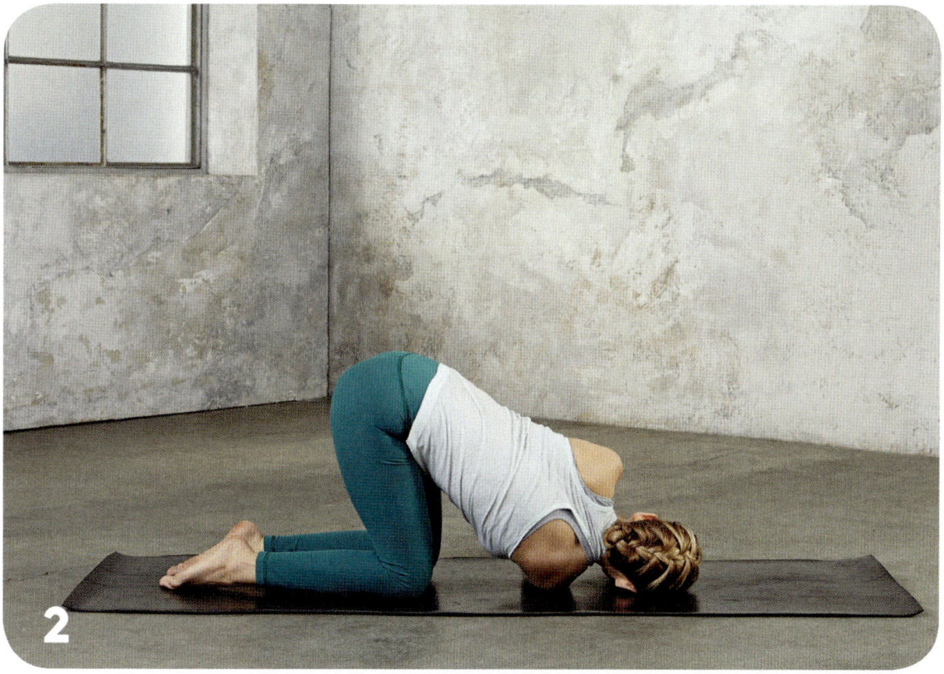

TISCH MIT GEBEUGTEN ARMEN

1. Im umgekehrten Liegestütz die Füße hüftbreit und parallel aufstellen, die Arme sind leicht gebeugt und stehen unter den Schultern, dabei zeigen die Finger nach außen. Die Schultern nach unten ziehen und den Po vom Boden abheben (siehe Abbildung 1).
2. Die Ellbogen beim Ausatmen nach innen schieben (siehe Abbildung 2).
3. Beim Einatmen in die Ausgangsposition zurückkehren; dabei bleiben die Arme immer leicht gebeugt.
4. Die Übung zehnmal wiederholen.

WICHTIG: Die Schultern müssen immer nach unten gezogen werden, damit Hals und Nacken lang bleiben können. Der Bauch bleibt angespannt, um den Rücken in der Position zu unterstützen.

VARIANTE: Die Übung wird leichter, wenn der Po auf dem Boden bleibt.

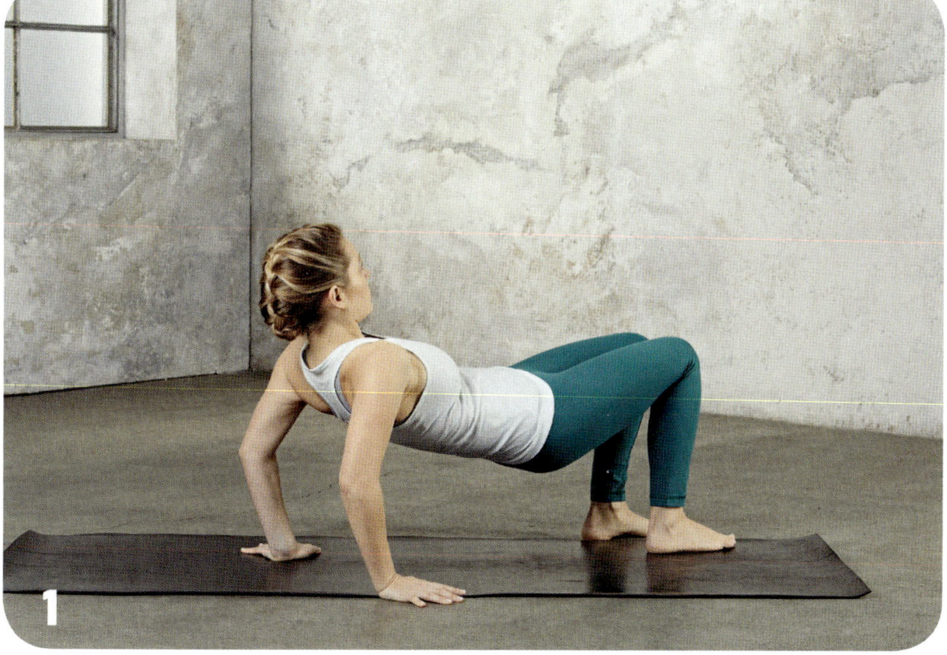
1

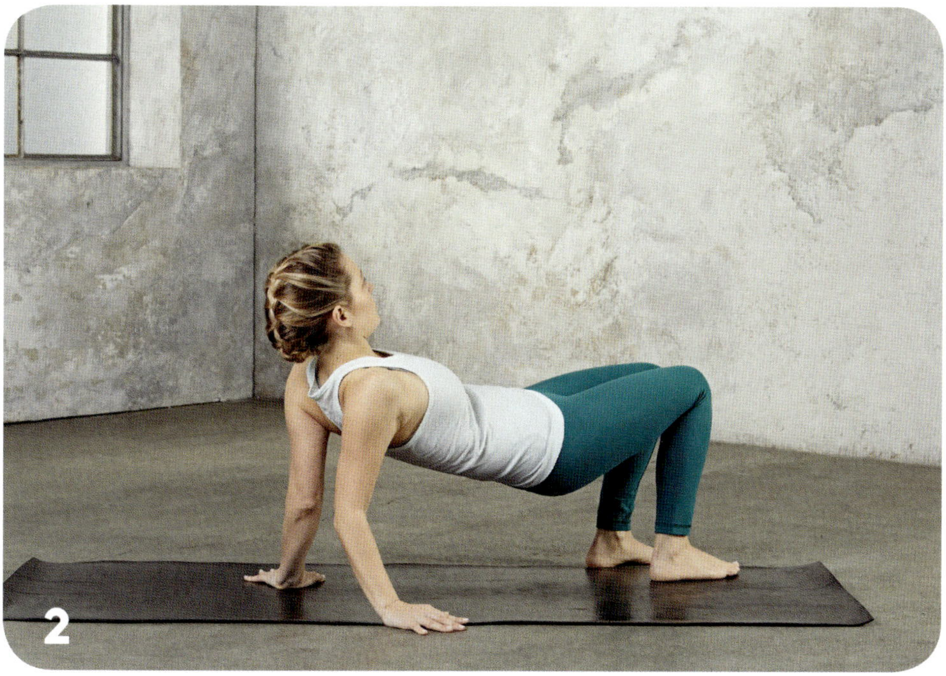
2

LAUFENDE HÄNDE

1. Im Vierfüßlerstand die Knie unter der Hüfte positionieren und über dem Boden schweben lassen. Den Bauchnabel nach innen und die Schultern nach hinten ziehen (siehe Abbildung 1).
2. Eine Hand anheben und dabei ausatmen, das Becken und den restlichen Körper möglichst ruhig halten (siehe Abbildung 2).
3. Mit der Einatmung die Hand zurück auf den Boden bringen und zur anderen Hand wechseln.
4. Insgesamt zehnmal die Hände heben und senken.

WICHTIG: Das Becken darf nicht kippen, sondern muss mit der Körperspannung in der parallelen Position gehalten werden. Die Schultern bleiben stabil, sodass sich keine Mulde zwischen den Schulterblättern bildet.

VARIANTE: Die Übung wird leichter, wenn ein Knie am Boden bleibt und nur das gegenüberliegende Knie mit der Hand angehoben wird.

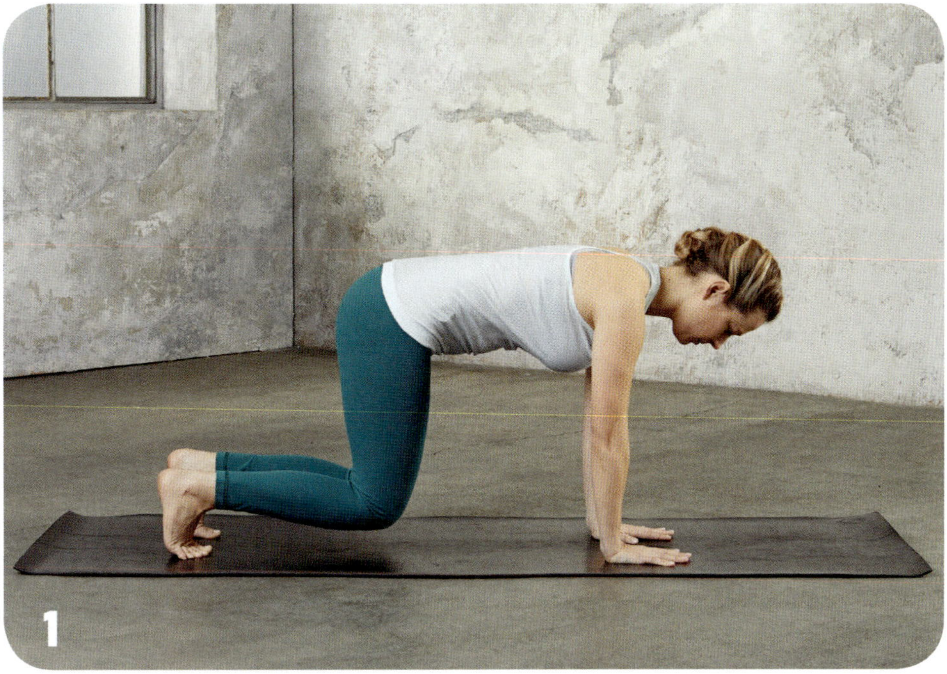
1

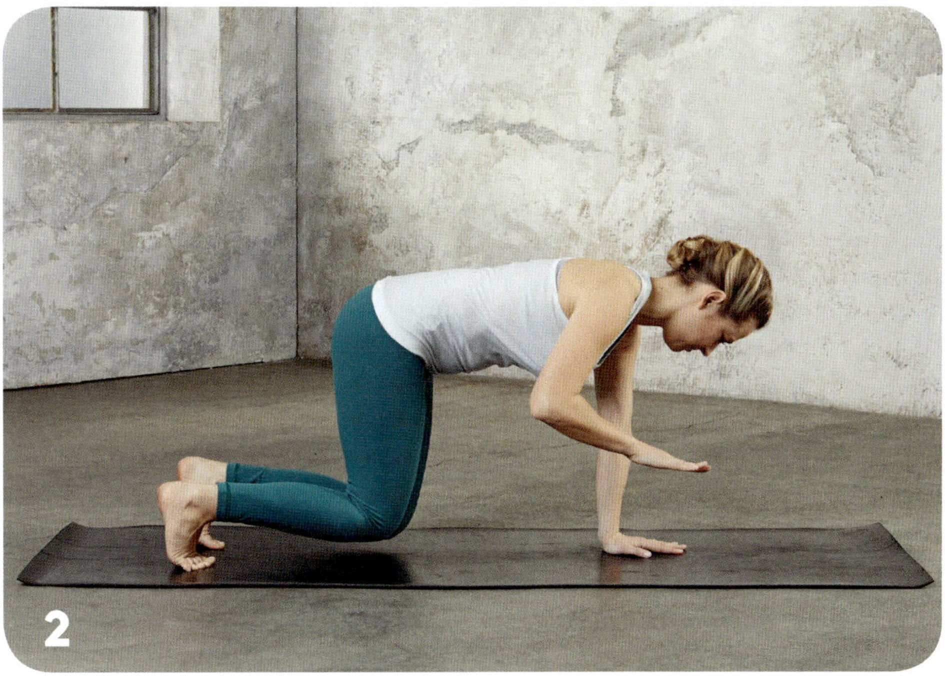
2

RUMPFHEBEN

1. In der Bauchlage den Nabel nach innen ziehen und den Oberkörper leicht vom Boden anheben. Die Hände sind seitlich am Kopf positioniert und die Ellbogen zeigen nach außen, der Blick ist nach unten gerichtet (siehe Abbildung 1).
2. Mit der Ausatmung die Arme nach vorn strecken, ohne dass der Oberkörper oder die Arme nach unten absinken (siehe Abbildung 2).
3. Einatmend in die Ausgangsposition zurückkommen.
4. Die Übung zehnmal wiederholen.

WICHTIG: Der Rücken muss durch die Bauchspannung gehalten werden und darf nicht ins Hohlkreuz fallen. Der Kopf ist die Verlängerung des Rückens und bleibt in einer Linie. Die Schultern sind von den Ohren weggezogen, auch wenn die Arme nach vorn gestreckt werden.

VARIANTE: Die Armbewegung so klein machen, dass die Schultern immer unten bleiben können und die Arme nicht an Höhe verlieren.

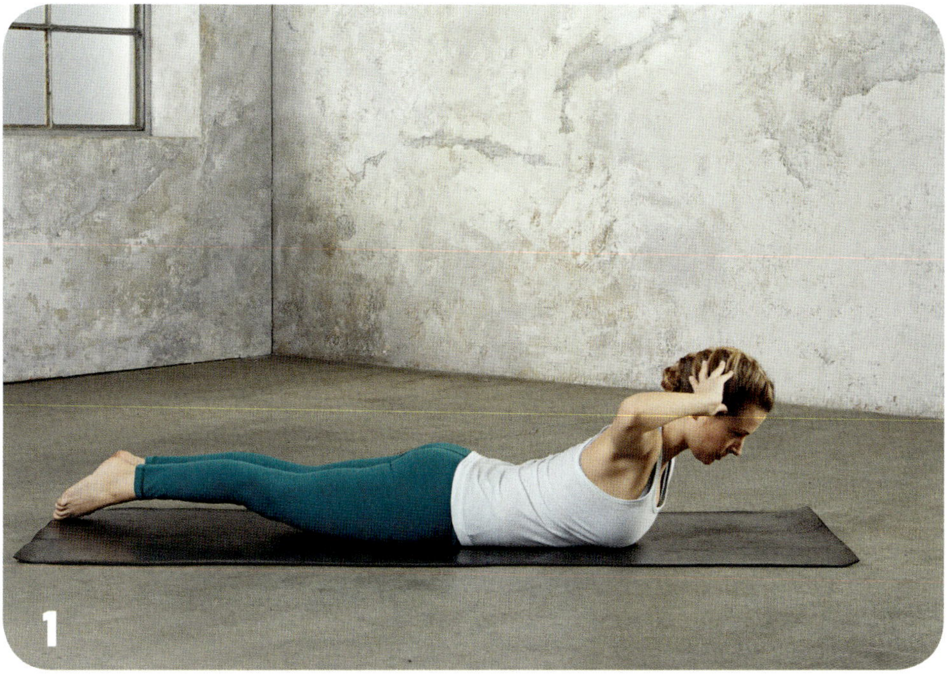
1

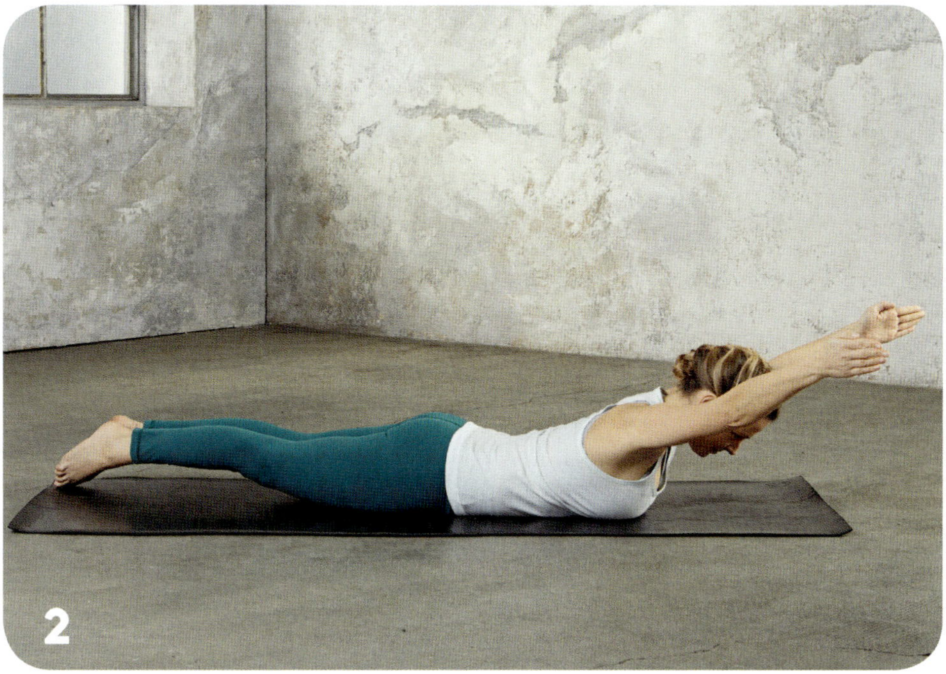
2

STRONG LEGS AND FIRM BUTT

LEVEL 2

Ein knackiger Po und wohlgeformte Beine stehen in diesem Programm im Vordergrund. Diese beiden Attribute sind natürlich ein Hingucker, aber vor allem sind sie notwendig, um genügend Kraft zum Gehen und Laufen zu haben und buchstäblich mit beiden Füßen fest im Leben zu stehen.

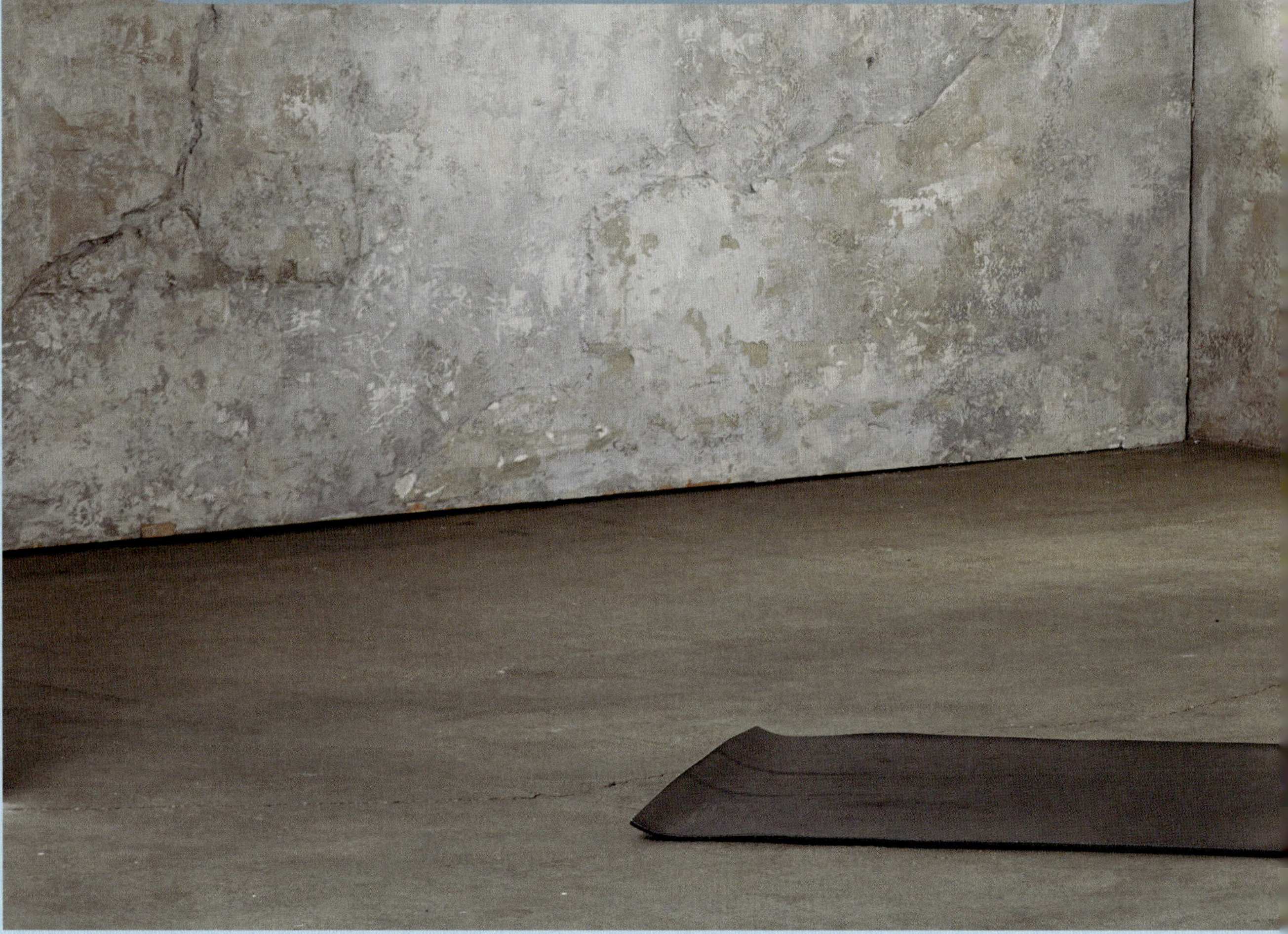

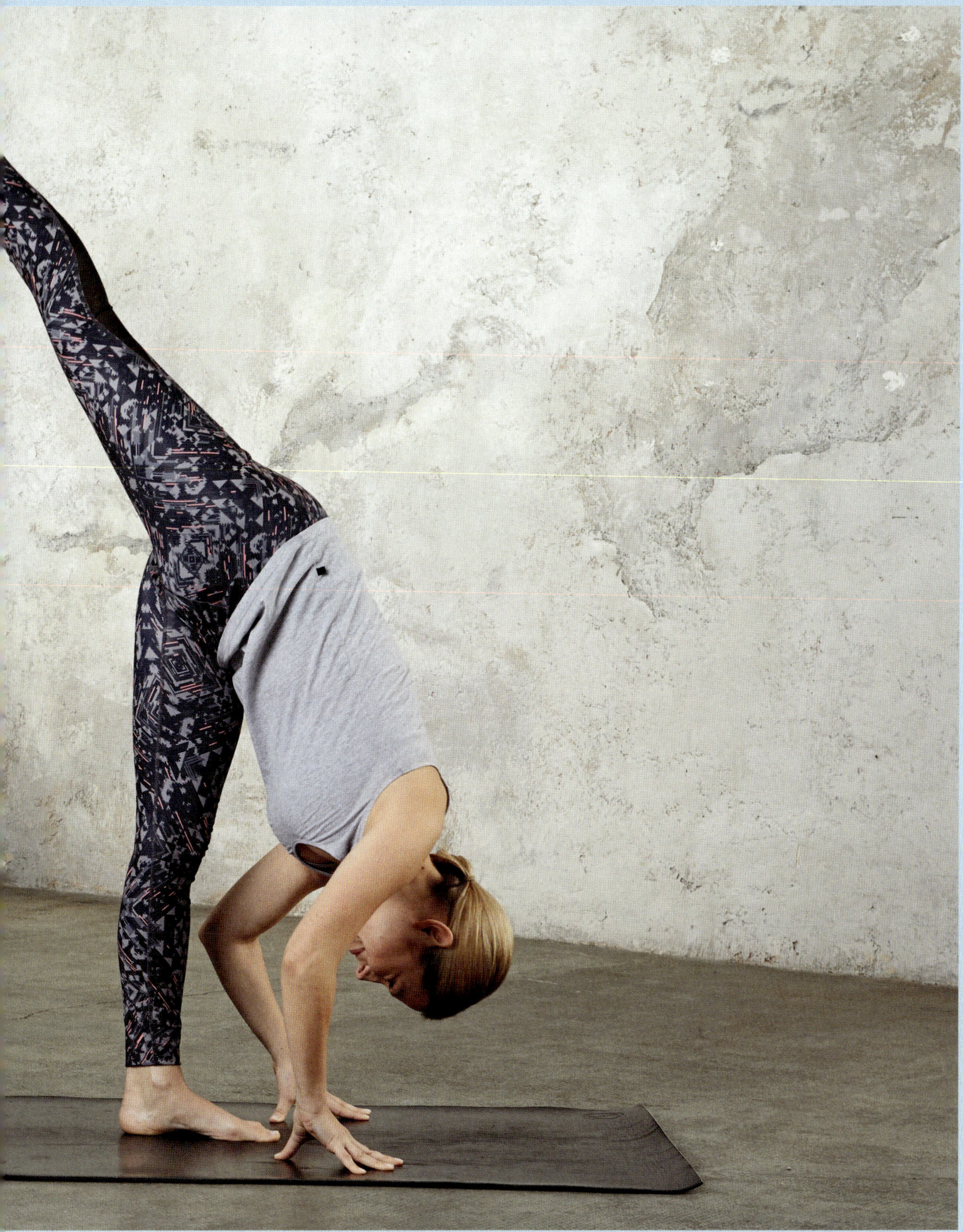

AUFWÄRMEN

1. In einer breiten Grätsche mit nach außen gedrehten Füßen die Finger verschränken und die Schultern nach unten ziehen (siehe Abbildung 1).
2. Mit der Ausatmung die Fersen und die Arme anheben (siehe Abbildung 2).
3. Beim Einatmen beides wieder absenken.
4. Zehnmal wiederholen, dabei darauf achten, dass die Knie immer nach außen in Richtung Zehen zeigen und das Gewicht auf die Fersen verlagert wird.
5. Nach der letzten Wiederholung bleiben die Arme angehoben, die Fersen auf dem Boden (siehe Abbildung 3), um dann mit der Ausatmung die Arme und den Rumpf zur Seite zu neigen, dabei die Beine beugen (siehe Abbildung 4).
6. Mit der Einatmung zur Mitte zurückkommen.
7. Fünfmal zu jeder Seite neigen, dabei immer noch auf die Ausrichtung der Knie achten und konstant die Schultern von den Ohren wegziehen.

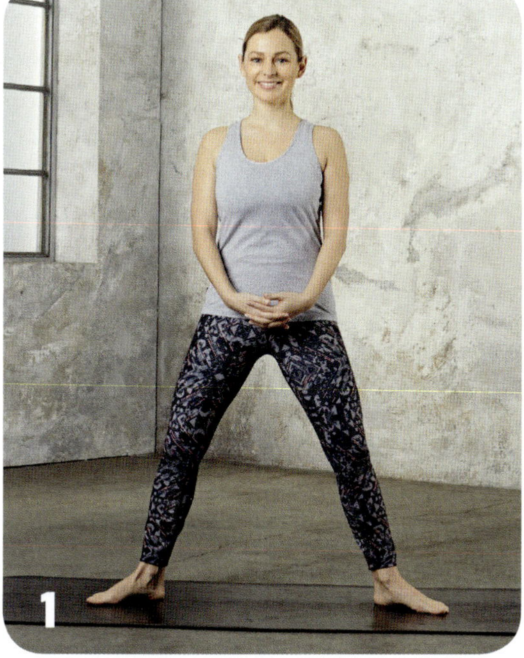
1

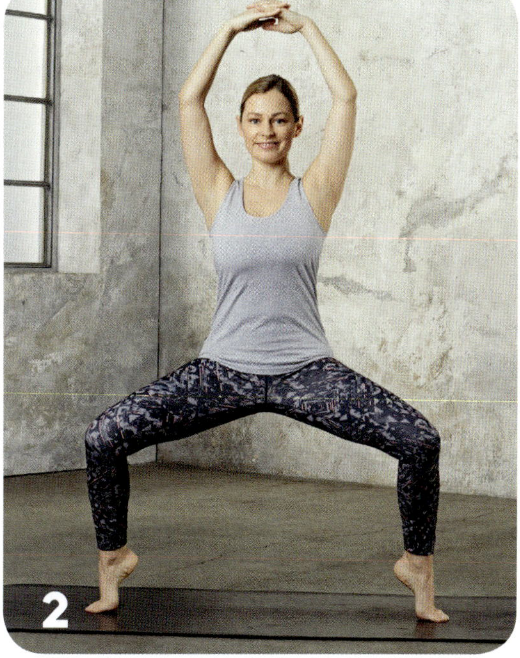
2

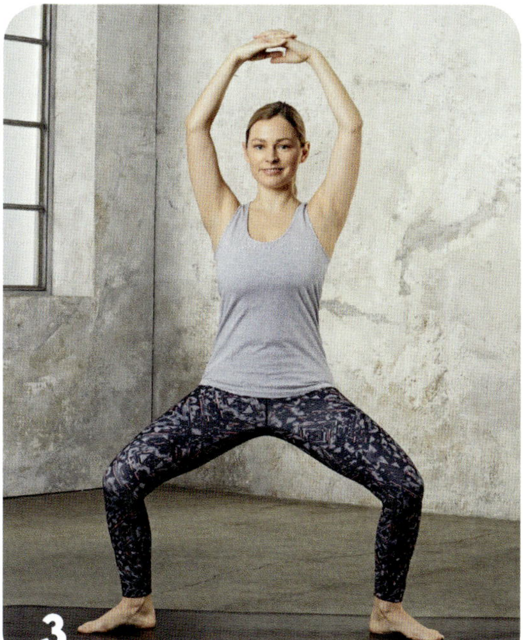
3

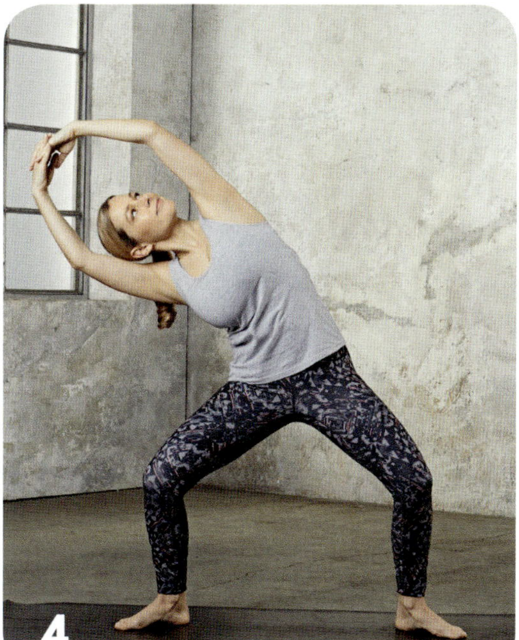
4

VORBEUGE UND TIEFE KNIEBEUGE

1. Mit hüftbreit parallelen Füßen aufrecht stehen und den Bauch anspannen, die Beine sind gestreckt, aber im Kniegelenk nicht blockiert (siehe Abbildung 1).
2. Mit der Ausatmung nach unten und vorn beugen (siehe Abbildung 2), die Beine möglichst gestreckt halten.
3. Einatmen und den Po so tief wie möglich absenken, ohne ihn hängen zu lassen.
4. Die Arme nach vorn nehmen (siehe Abbildung 3).
5. Die Position drei Atemzüge lang halten und in die Ausgangsposition zurückkommen.

WICHTIG: In der tiefen Kniebeuge müssen die Knie parallel bleiben und dürfen nicht nach innen fallen. Die Position des Pos lieber weniger tief wählen, dafür die Knie und Füße korrekt positionieren. Das Brustbein und der Kopf bleiben angehoben, der Blick ist nach vorn gerichtet.

VARIANTE: In der Vorbeuge können die Beine gebeugt bleiben oder Klötze unter die Hände gelegt werden, wenn die Rückseite noch nicht beweglich genug ist.

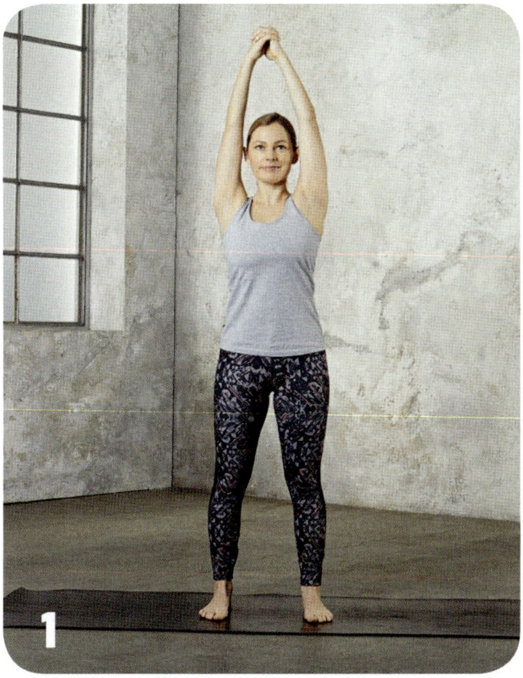

1

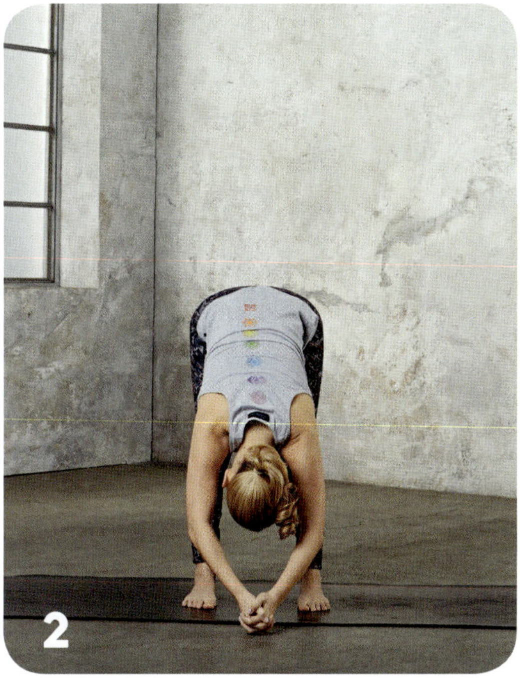

2

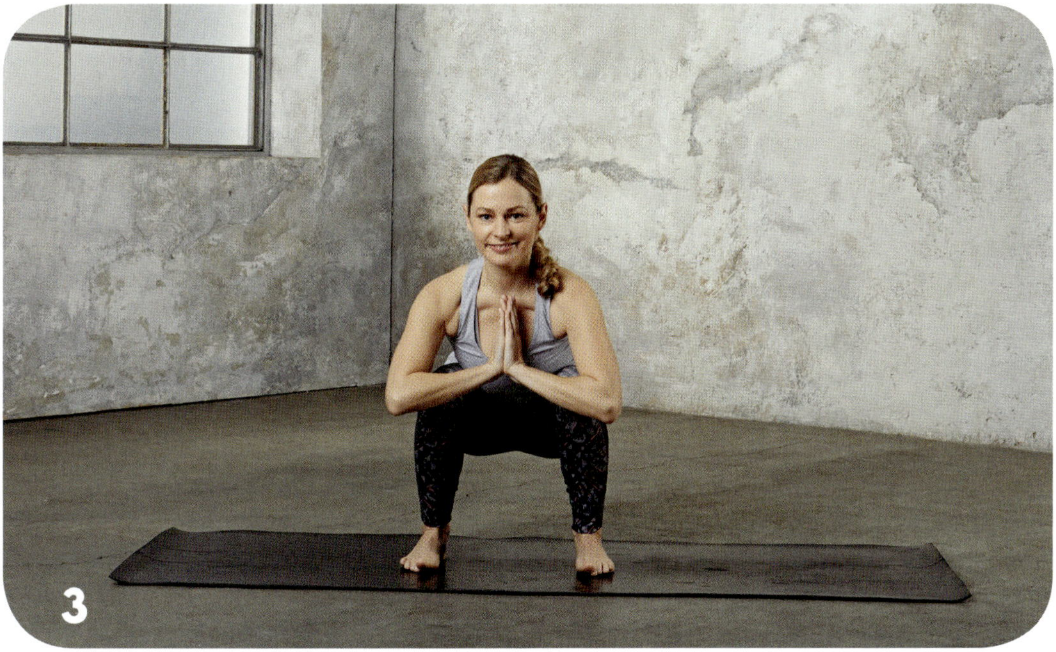

3

ESELKICKS

1. Die Beine in einen Ausfallschritt positionieren, die Hände befinden sich rechts und links direkt auf Höhe der Zehen. Die hintere Ferse ist angehoben und beide Beine sind gebeugt. Dabei den Rücken langziehen und den Po möglichst tief halten (siehe Abbildung 1).
2. Mit der Ausatmung den Bauch anspannen und gleichzeitig das hintere Bein anheben und nach oben kicken, das Standbein bleibt dabei leicht gebeugt (siehe Abbildung 2).
3. Einatmend in die Ausgangsposition zurückkommen.
4. Nach zehn Wiederholungen die Seite wechseln.

WICHTIG: Das Gewicht bleibt immer auf der Ferse des Standbeines und das Knie über dem Sprunggelenk. Dabei muss der Po in der Ausgangsposition möglichst tief sein und der Rücken lang; die Hüfte ist immer parallel und gerade.

VARIANTE: Die Übung wird etwas leichter, wenn die Hände auf Klötzen liegen.

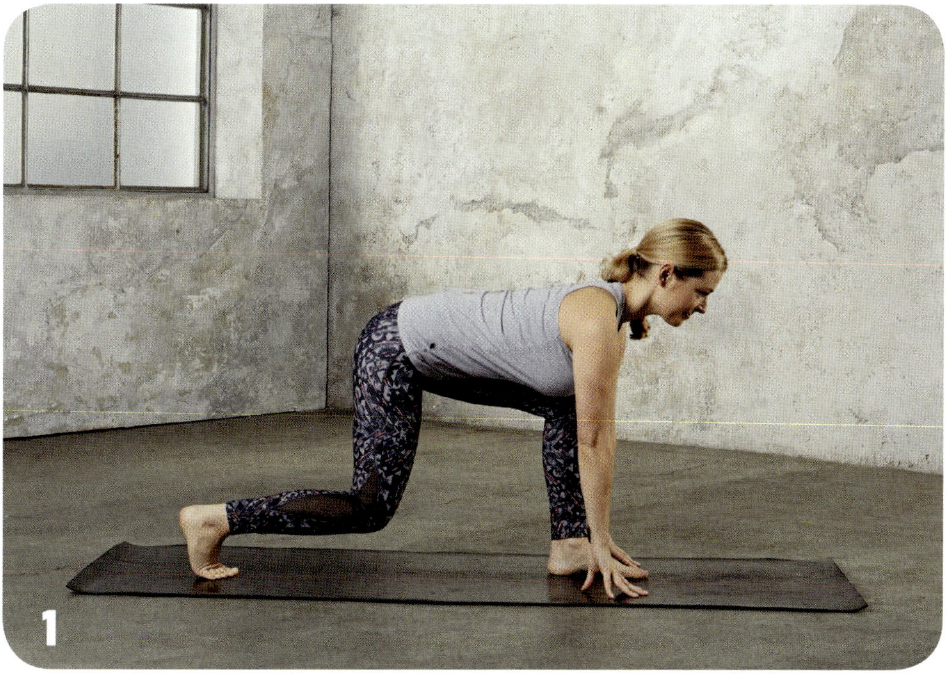

1

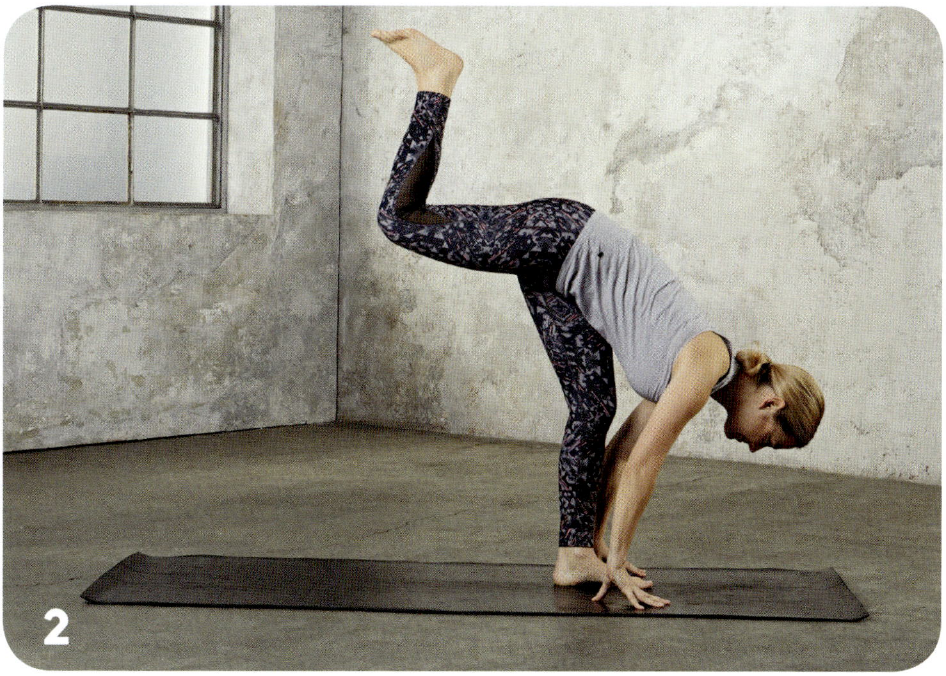

2

AUSFALLSCHRITT AUF ZEHENSPITZEN

1. Im Ausfallschritt die hintere Ferse angehoben halten und beide Beine leicht beugen. Die Hüfte ist parallel und der Bauch angespannt (siehe Abbildung 1).
2. Mit der Ausatmung die vordere Ferse und beide Arme anheben, die Beine gleichzeitig noch mehr beugen und den Po absenken (siehe Abbildung 2).
3. Einatmend nach oben in die Ausgangsposition kommen.
4. Zehnmal wiederholen, dann die Seite wechseln.

WICHTIG: Das vordere Knie muss immer hinter den Fußspitzen bleiben. Der Oberkörper bleibt in der Bewegung aufrecht und der Blick für eine bessere Balance auf einen Punkt fixiert. Dabei hilft auch eine aktive Bauchspannung.

VARIANTE: Wenn die Balance noch sehr unsicher ist, kann ein Stuhl oder eine Wand für eine Hand zur Unterstützung genutzt werden.

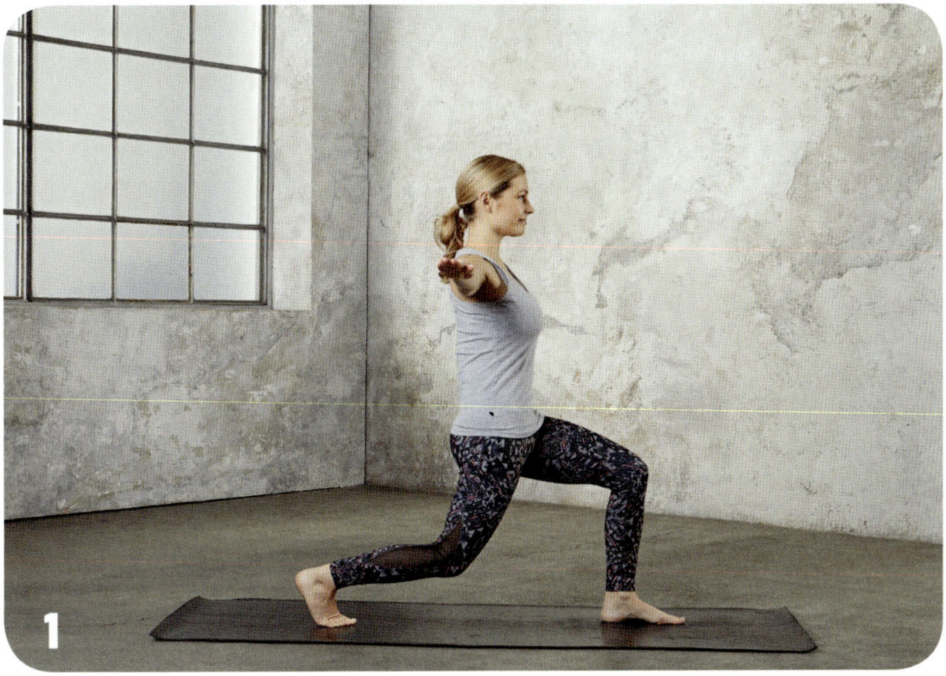

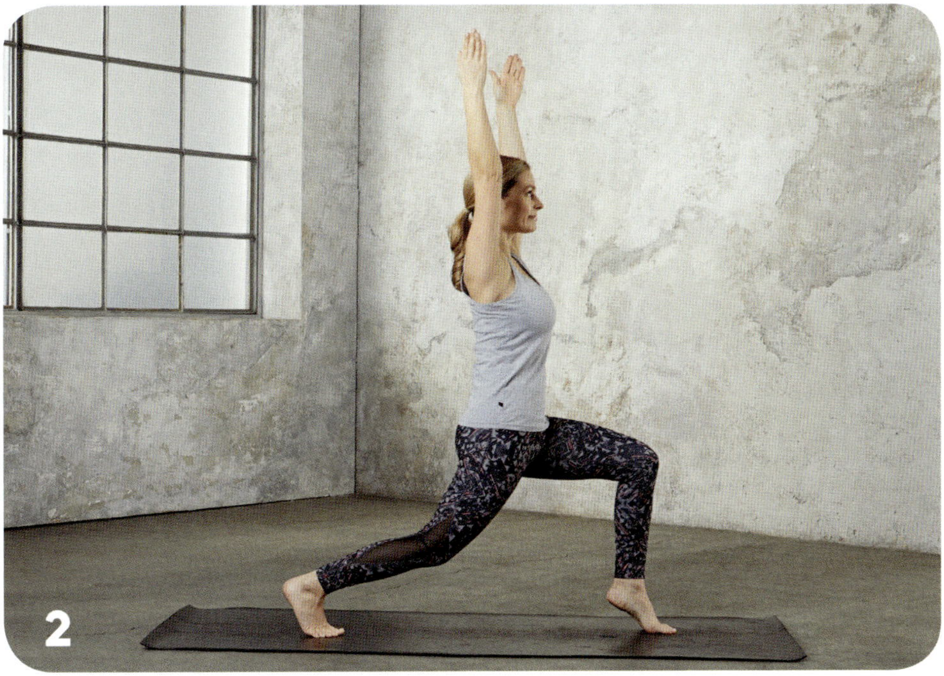

SEITLICHE BEINKREISE

1. In den seitlichen Unterarmstütz kommen, das untere Knie bleibt auf dem Boden, das obere Bein wird ausgestreckt. Der Stützarm befindet sich mit dem Ellbogen unter der Schulter, und die Schulter zieht vom Ohr weg. Die Hüfte bleibt angehoben, dabei kann die Hand auf der Hüfte abgelegt werden (siehe Abbildung 1).
2. Einatmen und dabei das Bein nach vorn kreisen lassen.
3. Mit der Ausatmung nach oben und hinten kreisen (siehe Abbildung 2).
4. Gleichmäßig zehn Kreise in eine Richtung machen, dann die Richtung wechseln und danach auch die Seite.

WICHTIG: Die Kreise nur so groß machen, dass der Rumpf und das Becken ruhig bleiben können. Die Hüfte darf nicht absinken, die Schultern bleiben nach unten gezogen.

VARIANTE: Falls die Übung im Stütz zu schwierig ist, kann sie auch in der Seitlage durchgeführt werden.

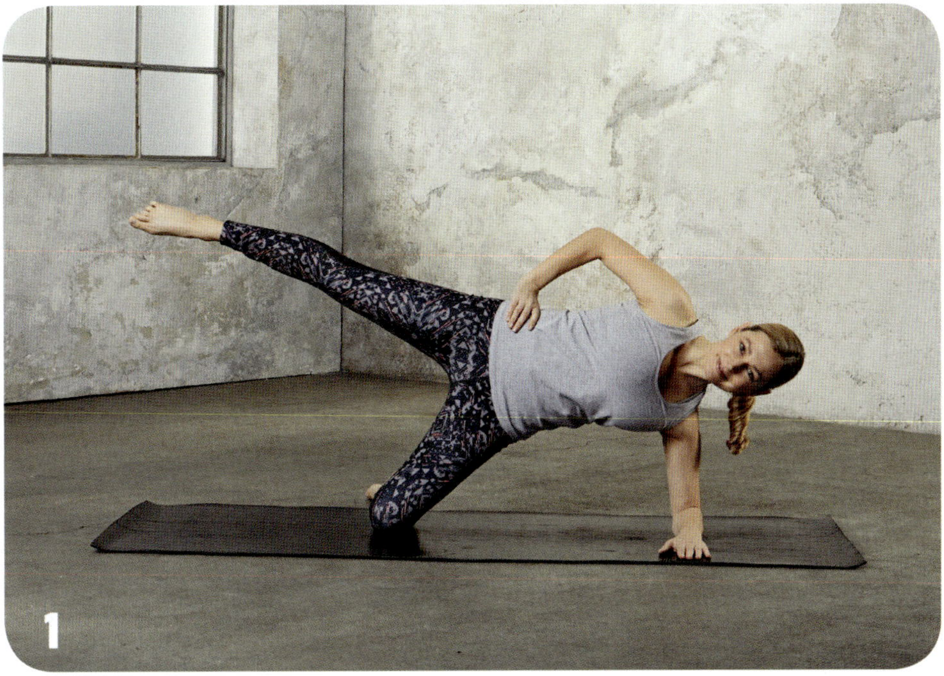
1

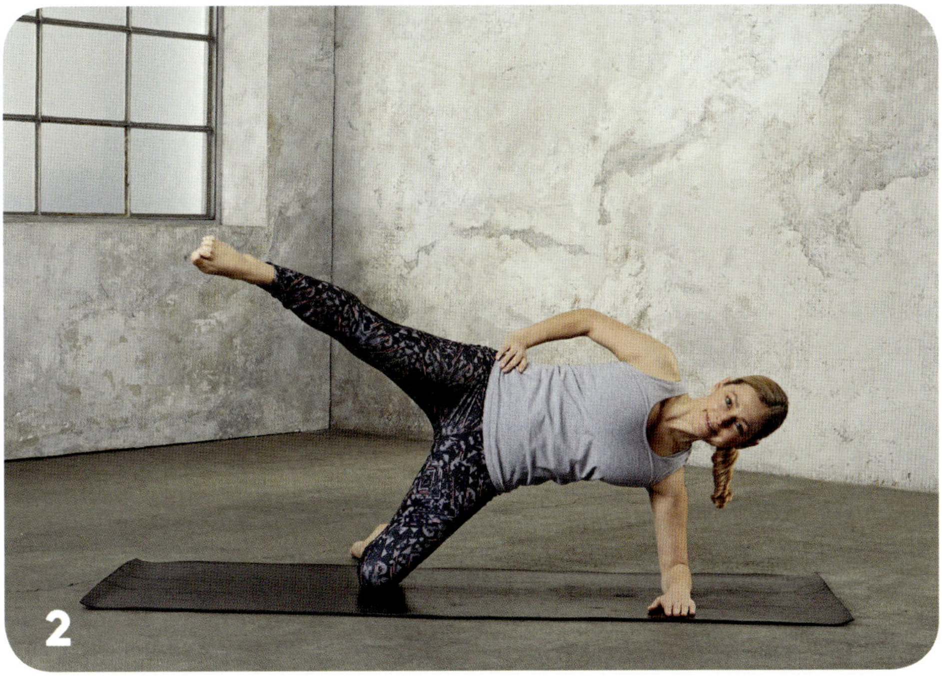
2

KAMELTWIST

1. Im hüftbreiten Kniestand die Arme nach vorn ausgestreckt halten, dabei Po und Bauch fest anspannen (siehe Abbildung 1).
2. Mit der Ausatmung den Oberkörper leicht nach hinten neigen und gleichzeitig mit Arm und Schultergürtel rotieren (siehe Abbildung 2).
3. In die Ausgangsposition zurückkehren.
4. Abwechselnd zu jeder Seite fünfmal rotieren.

WICHTIG: Der untere Rücken darf sich nicht gestaucht anfühlen, deshalb ist die Bauch- und Pospannung bei dieser Übung besonders wichtig.

VARIANTE: Bei empfindlichen Knien ein Kissen oder ein gerolltes Handtuch unterlegen. Wenn sich der Rücken in der Übung nicht gut anfühlt, kann die Neigung nach hinten weggelassen werden und der Oberkörper in der Rotation aufrecht bleiben.

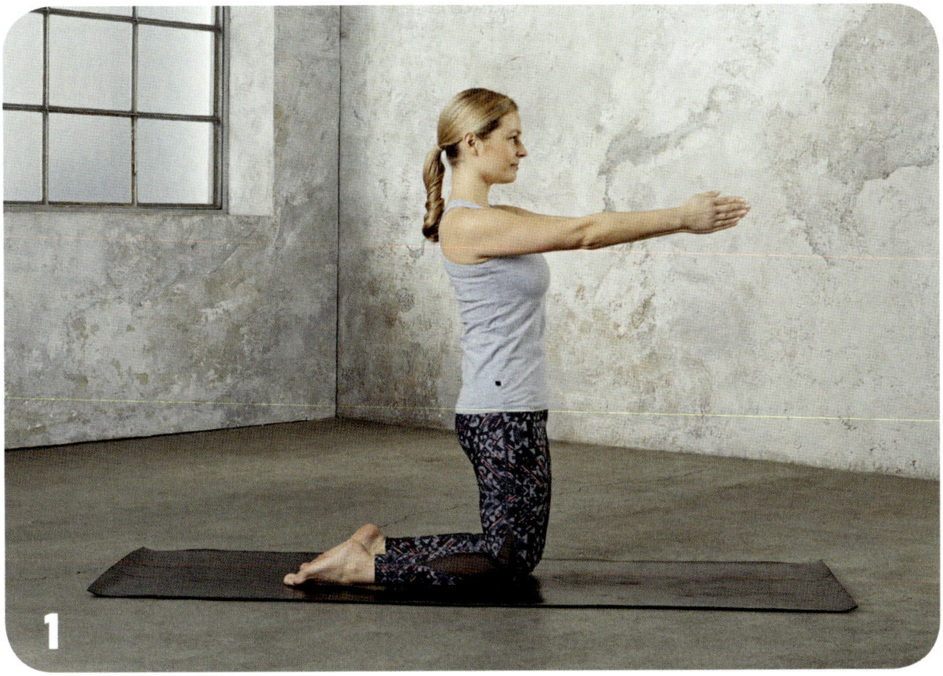

1

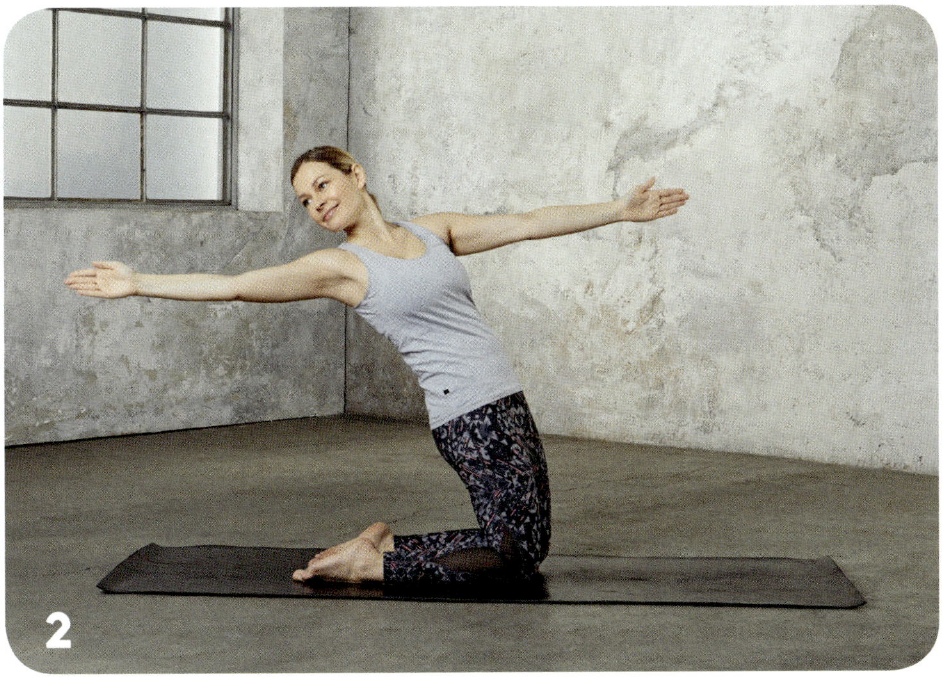

2

ÜBERKREUZEN UND STEHENDER SPAGAT

1. Im kleinen überkreuzten Ausfallschritt die Hände rechts und links neben dem vorderen Fuß platzieren. Das Gewicht ist auf der Ferse des vorderen Fußes, der hintere Fuß bringt kein Gewicht, sondern lediglich die Zehenspitzen auf den Boden (siehe Abbildung 1).
2. Mit der Einatmung die Fußspitze vom Boden abheben und die Balance finden, dabei ist der Rücken noch lang und der Blick nach vorn ausgerichtet (siehe Abbildung 2).
3. Ausatmend beide Beine strecken und die Hüfte öffnen, um in den stehenden Spagat zu kommen (siehe Abbildung 3).
4. Einen Atemzug lang bleiben und mit der Einatmung direkt in die Balance-Position zurückkommen (siehe Abbildung 4).
5. Nach einem Atemzug wieder den stehenden Spagat machen und nach fünf Wiederholungen die Seite wechseln.

WICHTIG: Die Balance wird hauptsächlich im Bauch und im Po gehalten, nicht auf der Vorderseite des Oberschenkels. Deshalb den Blick und den Brustkorb in der Ausgangsposition nach vorn ausrichten.

VARIANTE: Die Übung wird leichter, wenn die Hände auf Klötzen platziert werden und der hintere Fuß bei jeder Abfolge wieder auf den Boden aufgesetzt wird. Der Bewegungsumfang kann jederzeit eingeschränkt werden, wenn die Beweglichkeit noch nicht zum Spagat reicht.

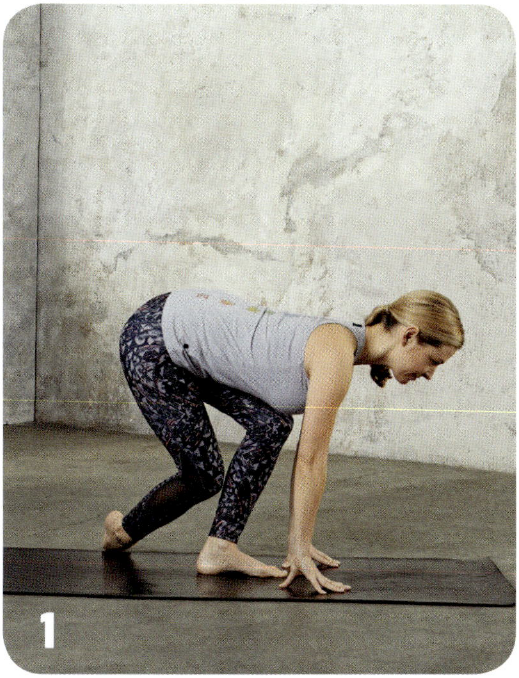
1

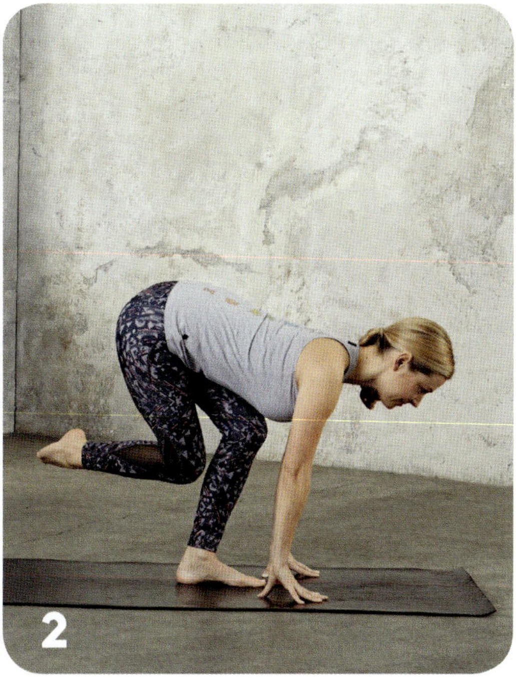
2

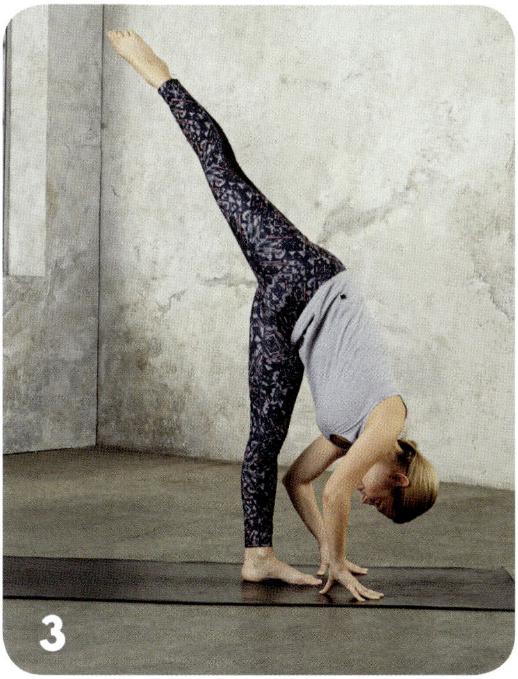
3

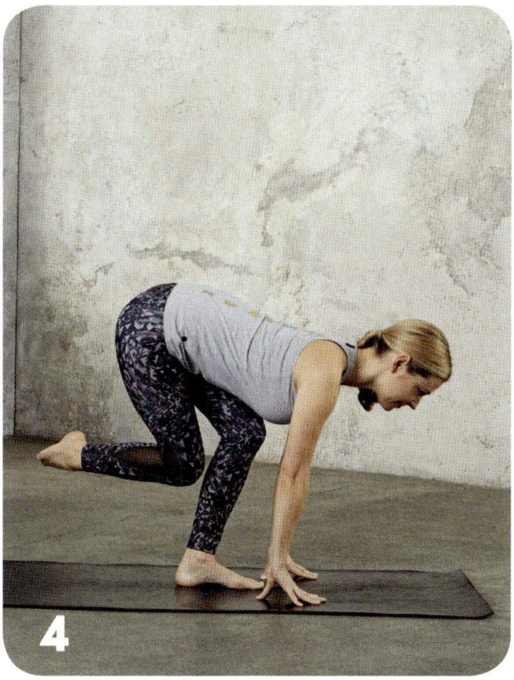
4

DYNAMISCHE TAUBE

1. In der Taube sind beide Beine gebeugt, das vordere Bein etwas stärker, dabei das Knie ungefähr vor der Hüfte positionieren. Die Fingerspitzen vor dem Körper zum Balancieren auf dem Boden ablegen, das hintere Bein schwebt knapp über dem Boden (siehe Abbildung 1).
2. Mit der Ausatmung das hintere Bein über die Seite und ohne Bodenkontakt nach vorn bewegen und ausstrecken, die Zehen zum Körper ziehen. Die Arme heben sich dabei an und der Po kommt möglichst komplett auf den Boden (siehe Abbildung 2).
3. Einatmend in die Ausgangsposition zurückkommen.
4. Nach zehn Wiederholungen die Seite wechseln.

WICHTIG: Der Oberkörper bleibt während der Bewegung möglichst ruhig und aufrecht.

VARIANTE: Wenn die Beweglichkeit der Hüfte eingeschränkt ist, kann zur Erleichterung ein Kissen oder ein zusammengerolltes Handtuch unter den Po gelegt werden. Es ist besser, eine Erhöhung zu nutzen und dafür die Bewegung ausführlicher und genauer zu machen.

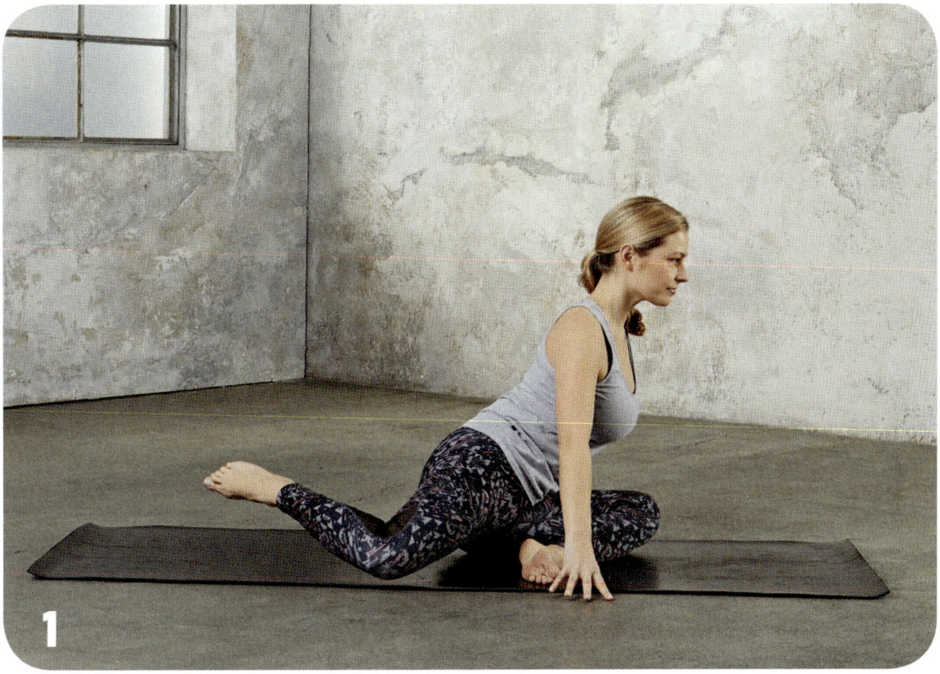
1

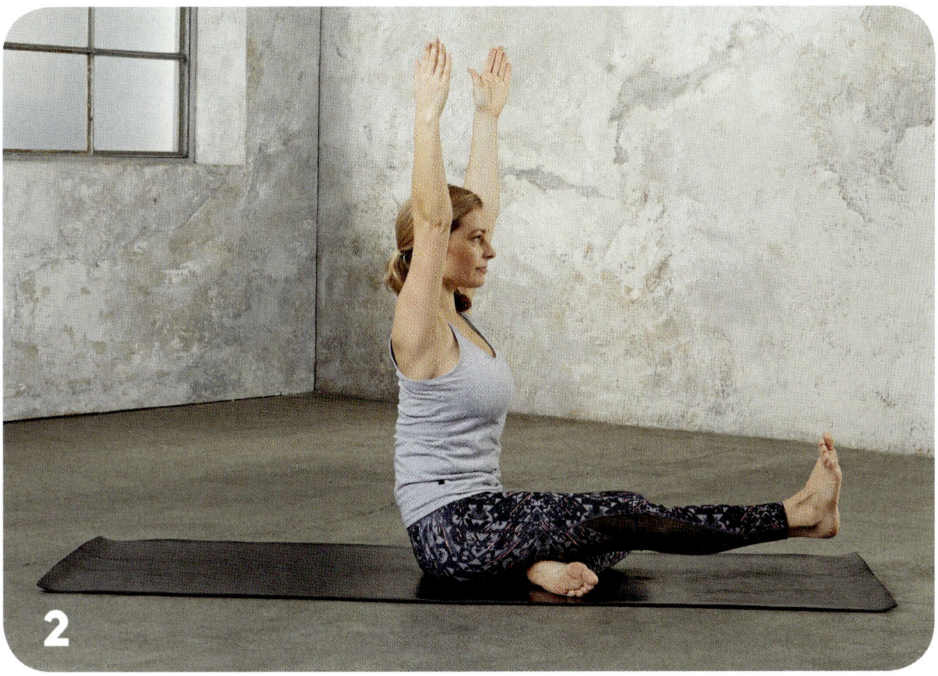
2

HÜFTSTRECKUNG

1. Im Kniestand einen Fuß knapp vor dem anderen Knie positionieren, die Hände stützen mit nach außen gedrehten Fingern den Oberkörper ab, dabei die Schultern nach hinten und unten ziehen. Der Po schwebt knapp über der Ferse, der Bauch ist angespannt (siehe Abbildung 1).
2. Mit der Einatmung die Hüfte anheben und strecken, dabei nicht ins Hohlkreuz fallen. Das Knie bleibt auf dem Boden, der Kopf kann sanft in den Nacken gelegt werden oder auch aufgerichtet bleiben (siehe Abbildung 2).
3. Drei Atemzüge in der Position bleiben.
4. Dann für einen Atemzug in die Ausgangsposition zurückkommen und noch zweimal wiederholen, bevor die Seite gewechselt wird.

WICHTIG: Hals und Nacken müssen sich gut anfühlen, deshalb den Kopf nur so weit mitbewegen, wie es das Körpergefühl erlaubt. Das Anheben der Hüfte muss aus dem Bauch und aus dem Po kommen, nicht aus dem unteren Rücken.

VARIANTE: Bei empfindlichen Knien ein Kissen oder ein zusammengerolltes Handtuch unterlegen. Der Bewegungsumfang kann jederzeit eingeschränkt werden, ebenso kann die Kopfposition angepasst werden.

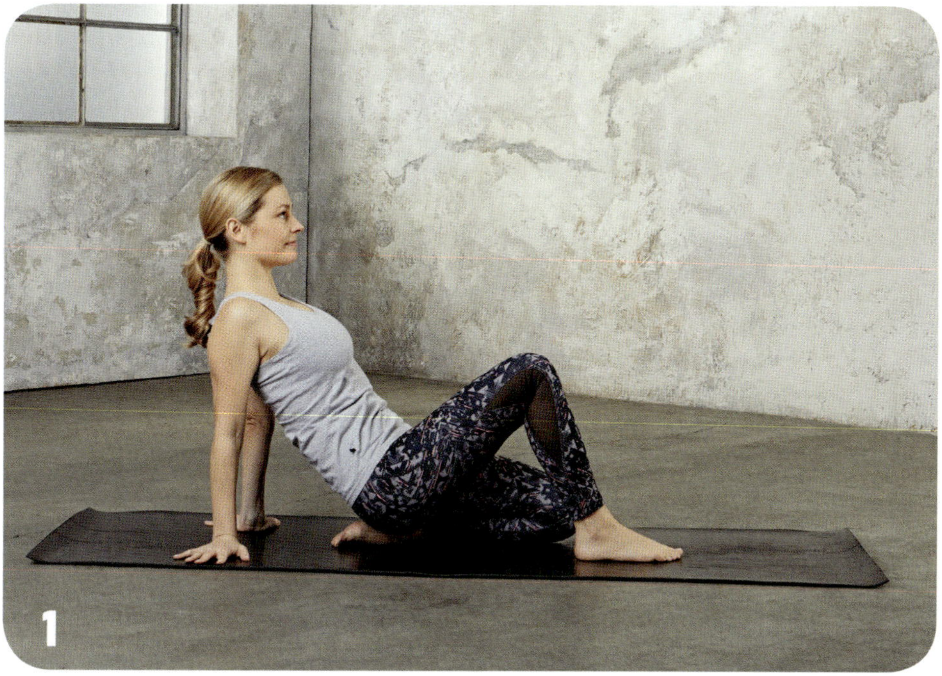

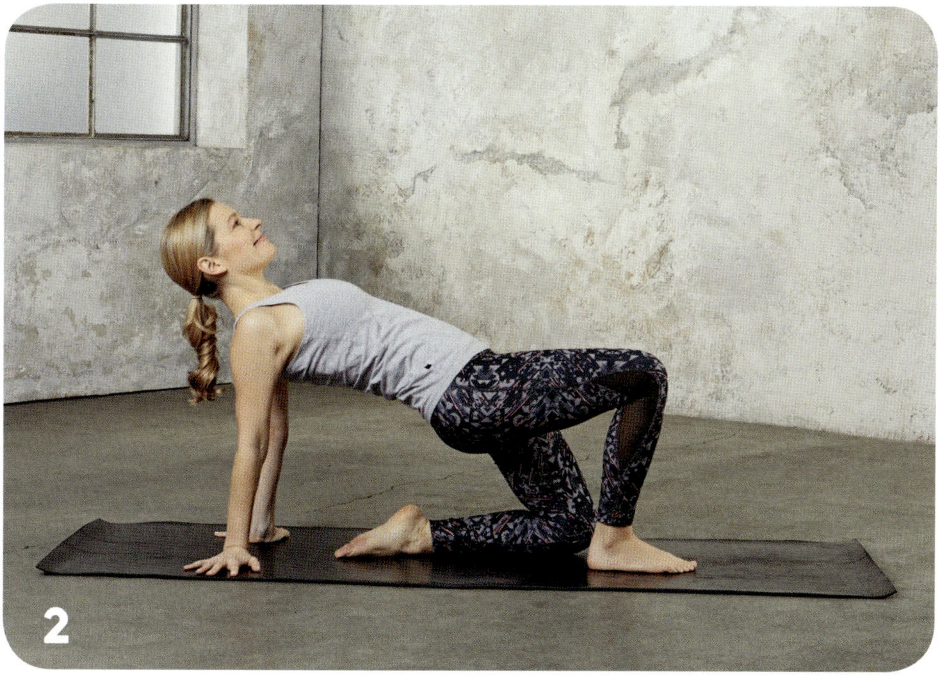

EINBEINIGE BRÜCKE

1. Auf dem Rücken liegend den Po leicht anheben. Gleichzeitig auch ein Bein und den gegenüberliegenden Arm heben, dabei befindet sich der Arm oberhalb der Schulter und das Bein leicht gebeugt über der Hüfte. Die Schultern und das Brustbein liegen locker auf dem Boden (siehe Abbildung 1).
2. Mit der Ausatmung gleichzeitig die Hüfte nach oben schieben und die Hand mit dem Knie zusammendrücken (siehe Abbildung 2).
3. Einatmend in die Ausgangsposition zurückkommen.
4. Zehnmal wiederholen, dann die Seite wechseln.

WICHTIG: Die Kraft für die Bewegung kommt aus dem Po und der Rückseite des Beines, es darf kein Hohlkreuz entstehen. Deshalb muss der Brustkorb auch entspannt am Boden liegen bleiben.

VARIANTE: Wenn die Übung noch schwerfällt, können beide Arme auf dem Boden bleiben und der Bewegungsumfang kann kleiner ausgeführt werden.

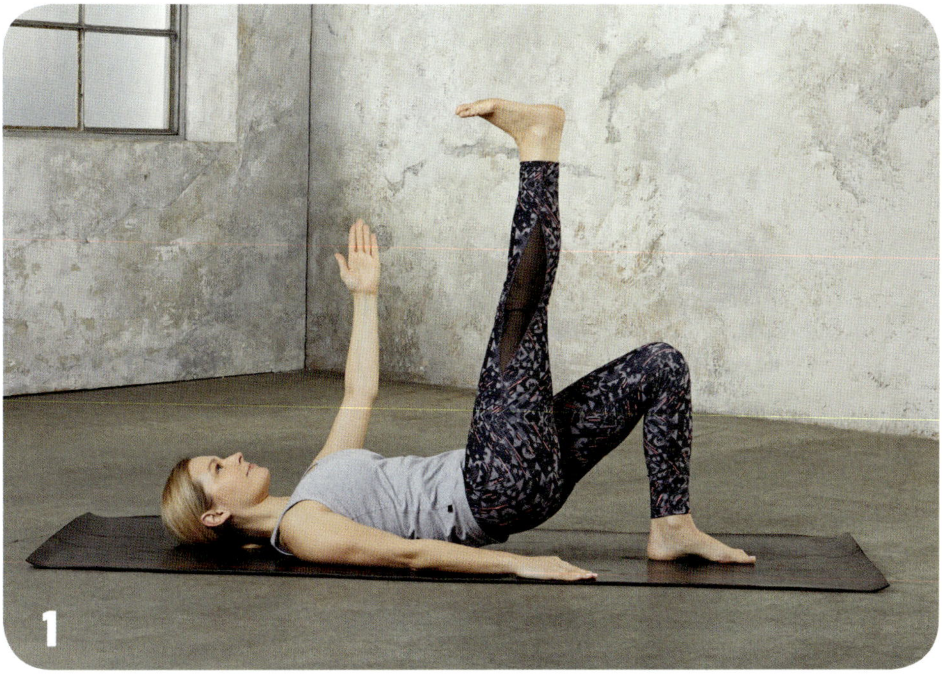
1

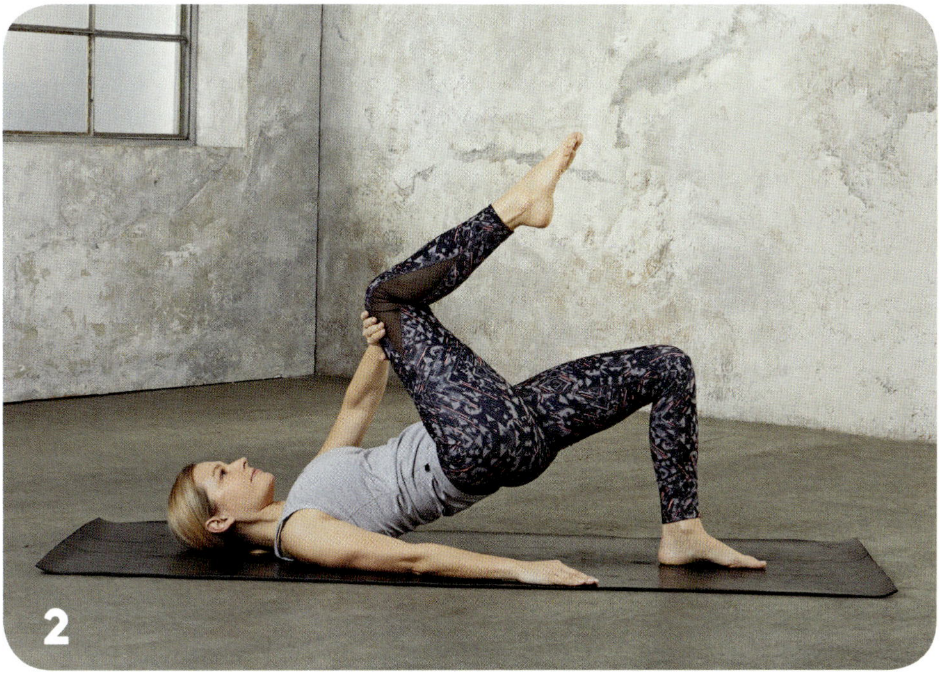
2

SCHMETTERLINGSBRÜCKE

1. Auf dem Rücken liegend beide Fußsohlen fest aneinanderlegen und den Po knapp über dem Boden schweben lassen. Schultern, Brustkorb und Arme bleiben entspannt liegen, die Knie sind geöffnet (siehe Abbildung 1).
2. Mit der Ausatmung den Po nach oben drücken und gleichzeitig die Knie so weit wie möglich zusammenführen, ohne dass die Fußsohlen ihren Kontakt verlieren (siehe Abbildung 2).
3. Einatmend in die Ausgangsposition zurückkommen.

WICHTIG: Die Kraft für die Bewegung kommt aus dem Po und der Rück- und Innenseite der Beine, es darf kein Hohlkreuz entstehen. Deshalb muss der Brustkorb auch entspannt am Boden liegen bleiben.

VARIANTE: Den Bewegungsumfang so weit einschränken, bis die Übung kontrolliert ausgeführt werden kann.

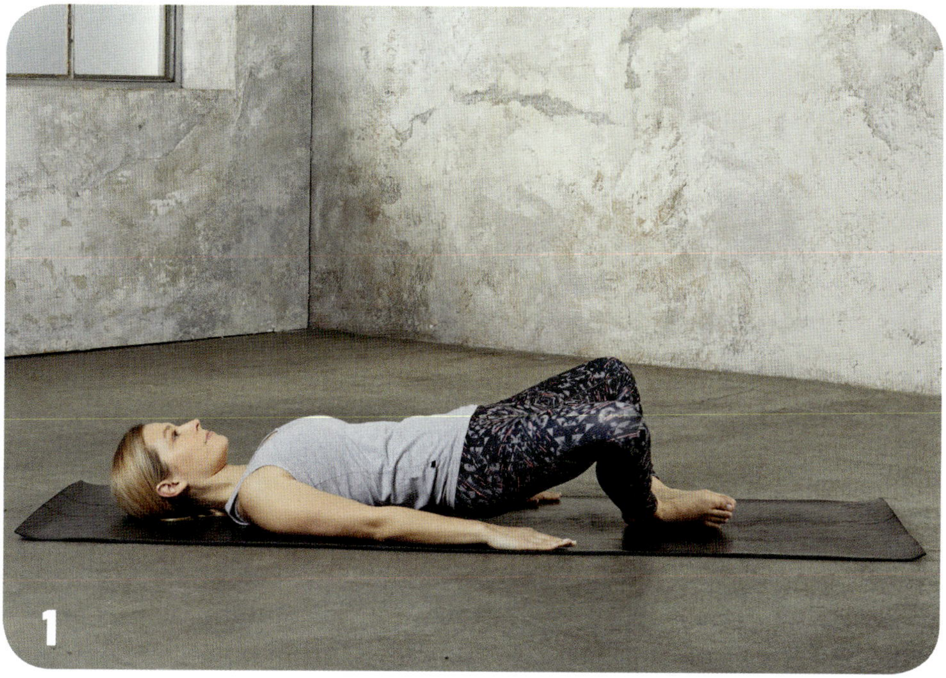

1

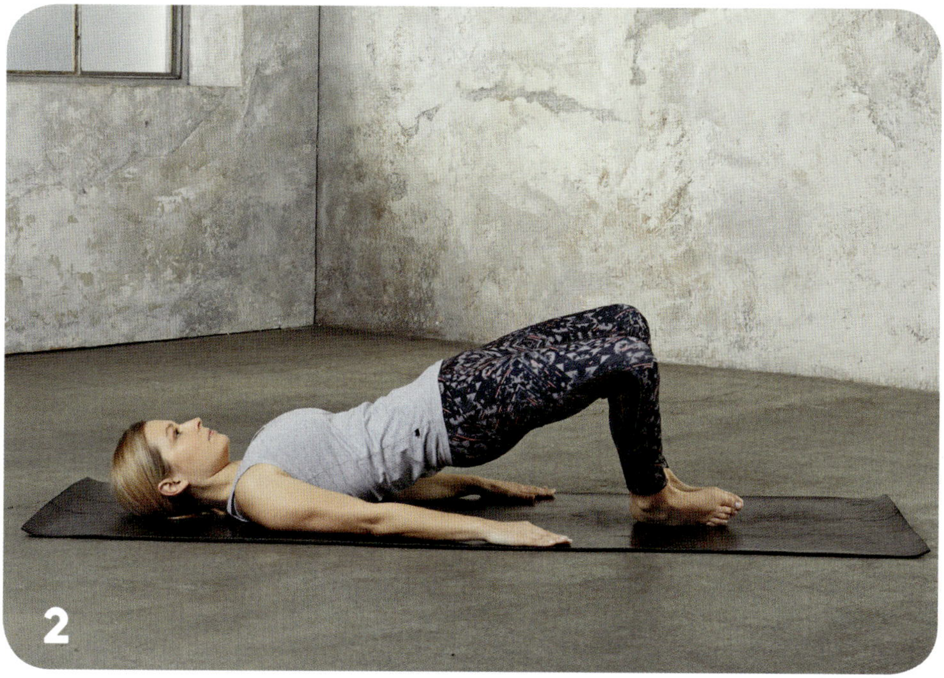

2

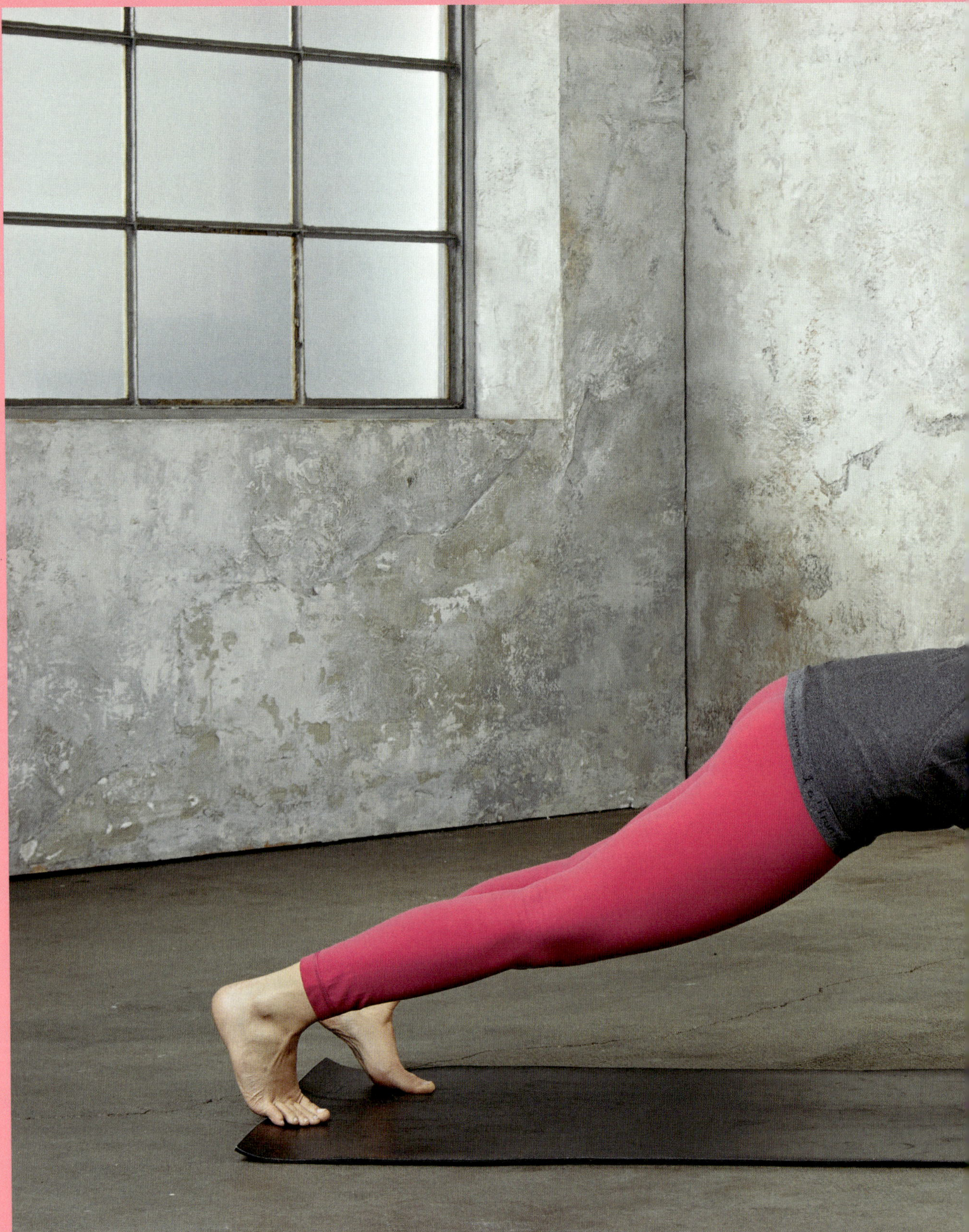

CORE-AND-ABS-CHALLENGE

LEVEL 2

Das Core ist das Zentrum des Körpers, sein Kern. Ist das Core gut und ausgeglichen trainiert, fallen alle Bewegungen und Sportarten leichter. Die Verletzungsanfälligkeit und auch Rückenschmerzen werden weniger, die Balance verbessert sich und der Bauch wird flacher und gut geformt.

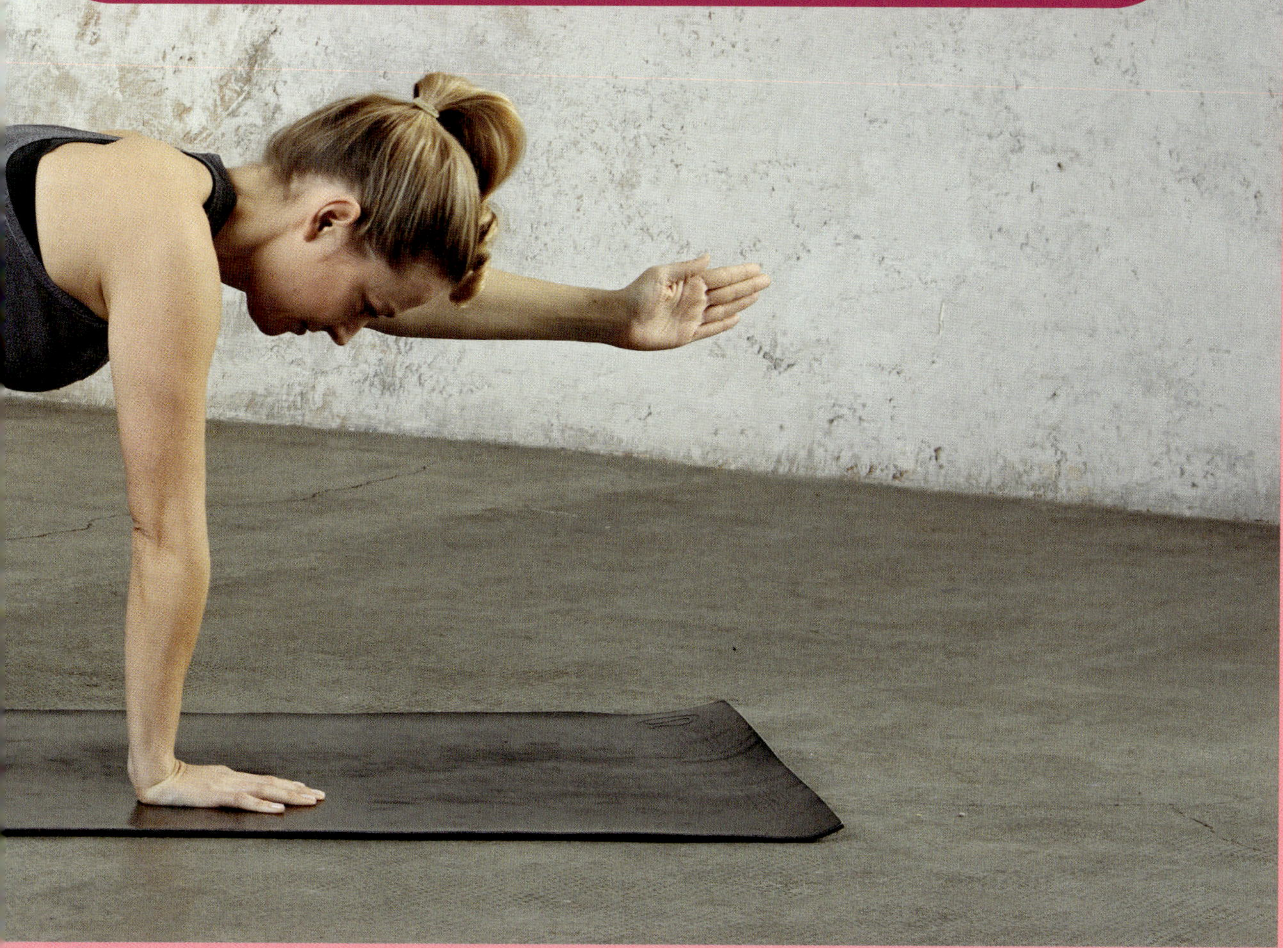

AUFWÄRMEN

1. In die Vierfüßlerposition kommen, dabei die Knie unter den Hüften und die Arme unter den Schultern positionieren (siehe Abbildung 1).
2. Abwechselnd langsam den Rücken beim Ausatmen runden (siehe Abbildung 2) und beim Einatmen wieder langziehen, dabei den Kopf in die Bewegung mit einbeziehen, ohne den Nacken zu überstrecken (siehe Abbildung 3).
3. Nach zehn Wiederholungen Rücken und Kopf in eine neutrale Position kommen lassen und nur noch den unteren Rücken und das Becken zehn gleichmäßige Kreise in jede Richtung malen lassen. Die Brustwirbelsäule, die Schultern und der Kopf bleiben ruhig, der Atem fließt.
4. Den unteren Rücken wieder in die neutrale Position kommen lassen und ein Bein nach hinten ausstrecken, die gegenüberliegende Hand in den Rücken legen.
5. Die Schulter und den Rumpf aufdrehen, sodass sich jetzt der obere Rücken und der Schultergürtel mitbewegen, der untere Rücken aber stabil bleibt (siehe Abbildung 4). Der Blick und der Kopf folgen der Bewegung, der Nacken bleibt lang.
6. Auf jeder Seite fünfmal wiederholen, dann zurück in die Ausgangsposition kommen, dabei die Zehen einrollen und den Körper beim Abheben der Knie nach hinten in den hinabschauenden Hund schieben.

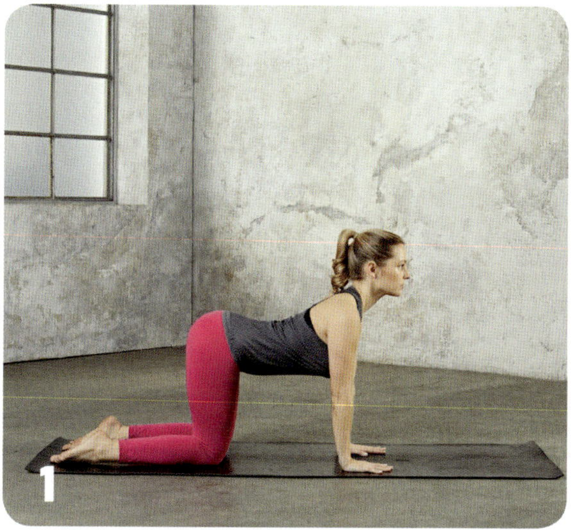
1

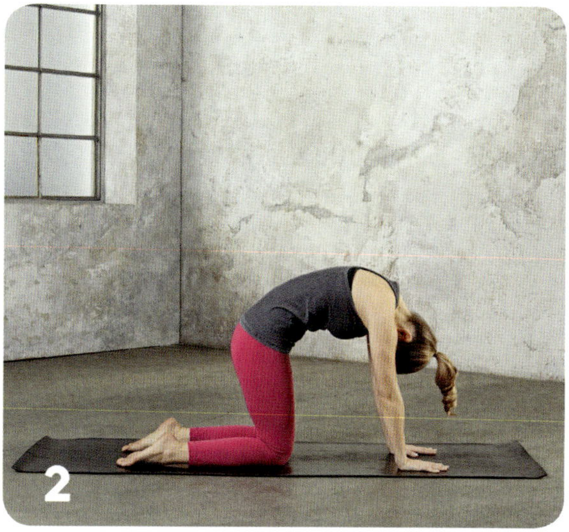
2

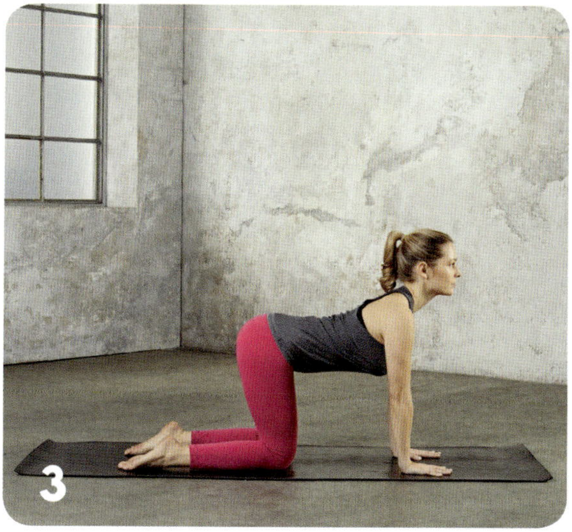
3

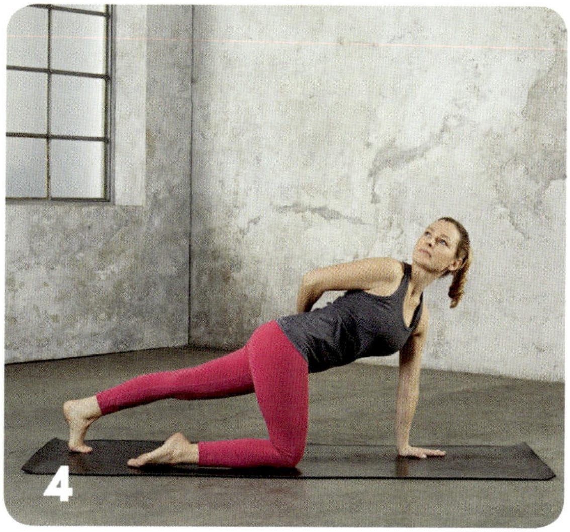
4

HINABSCHAUENDER HUND UND PLANKE

1. Im hinabschauenden Hund sind die Finger weit auseinander gefächert und geben auch mit den Fingerspitzen Druck in den Boden. Die Füße stehen parallel und hüftbreit, wenn möglich sind die Beine gestreckt, wichtiger ist jedoch, dass der Rücken lang ist und der Kopf in Verlängerung des Rückens (siehe Abbildung 1).
2. Mit der Ausatmung den Körper nach vorn in die Planke schieben und das rechte Knie zur Nase ziehen (siehe Abbildung 2).
3. Einatmend das Bein und den Körper zurückschieben und die Seite wechseln.
4. Die Bewegung zehnmal ausführen, dann im hinabschauenden Hund für fünf Atemzüge bleiben und die Übung mit dem linken Bein machen.

WICHTIG: Die Schultern unbedingt von den Ohren wegziehen, damit der Nacken lang bleiben kann. Der Bauchnabel muss aktiv nach innen gezogen werden, damit der untere Rücken nicht ins Hohlkreuz kippt. Die Hüfte bleibt parallel.

VARIANTE: Falls die Übung noch zu anstrengend ist, kann sie aus dem Vierfüßlerstand heraus gemacht werden, sodass mindestens ein Knie immer am Boden bleiben kann.

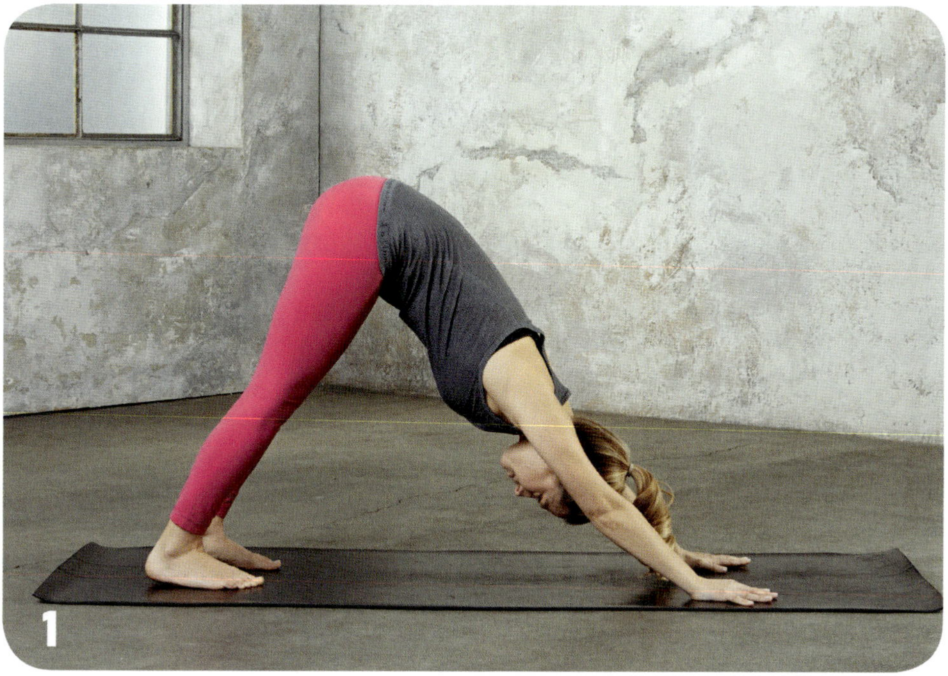

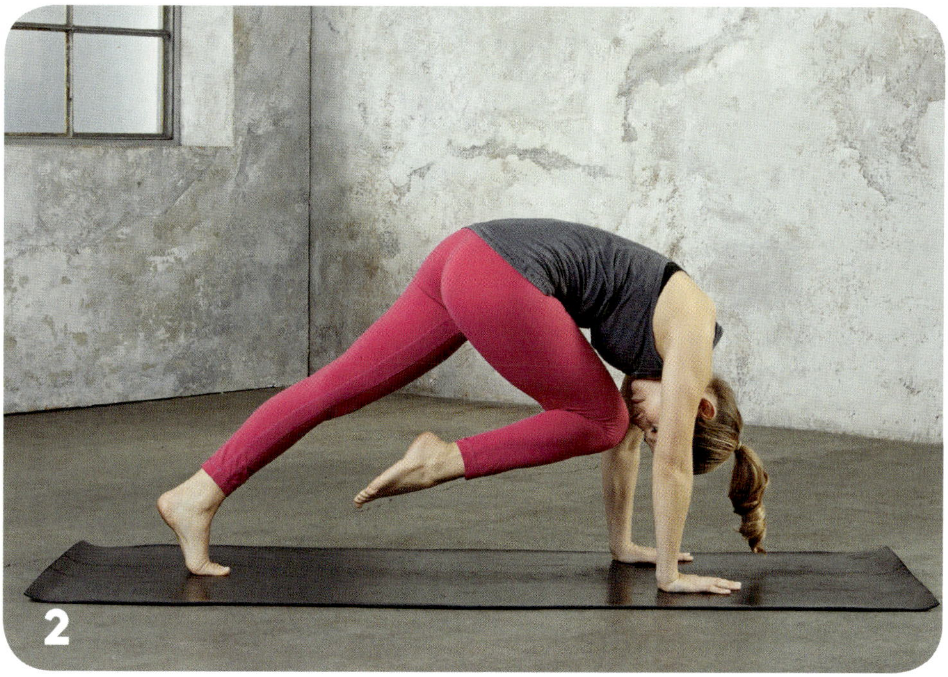

VIERFÜSSLER-BALANCE

1. In die Vierfüßlerposition kommen, dabei einen Arm nach vorn und das gegenüberliegende Bein nach hinten ausstrecken (siehe Abbildung 1). Der andere Arm steht unter der Schulter, das Knie unter der Hüfte.
2. Mit der Einatmung das Bein beugen und mit der Hand den Fuß berühren (siehe Abbildung 2), ausatmend in die Ausgangsposition zurückkommen.
3. Nach fünf Wiederholungen den Fuß festhalten und für fünf Atemzüge in der Position bleiben, dabei den Fuß vom Po wegziehen und die Hüfte gerade halten, ohne ins Hohlkreuz zu fallen (siehe Abbildung 3). Danach die Seite wechseln.

WICHTIG: Der Bauch muss immer angespannt werden, um den Rücken zu stabilisieren; dabei das Körpergewicht in der Mitte halten und nicht auf eine Seite kippen lassen.

VARIANTE: Die Übung wird leichter, wenn die Hand den Fuß nicht berührt, sondern nur nach hinten bewegt wird und beim Halten der Position ein Handtuch zur Verlängerung eingesetzt wird.

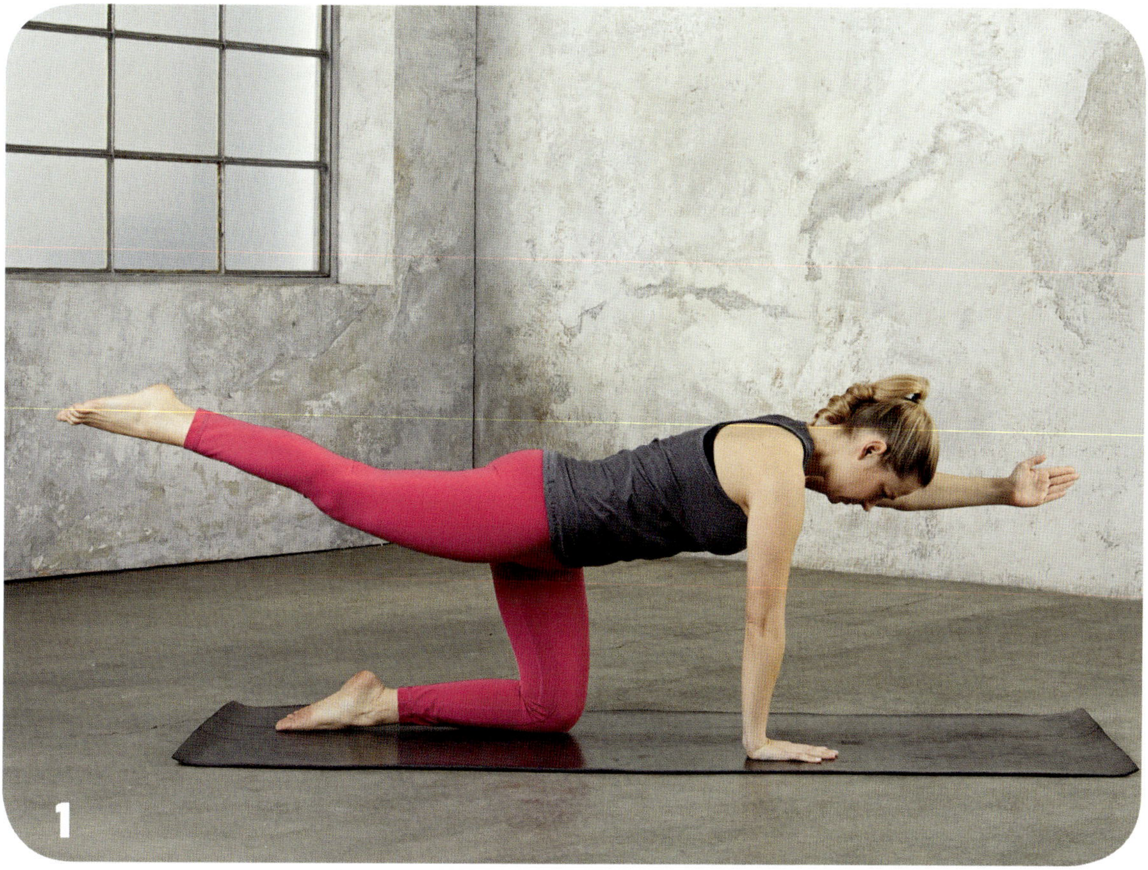
1

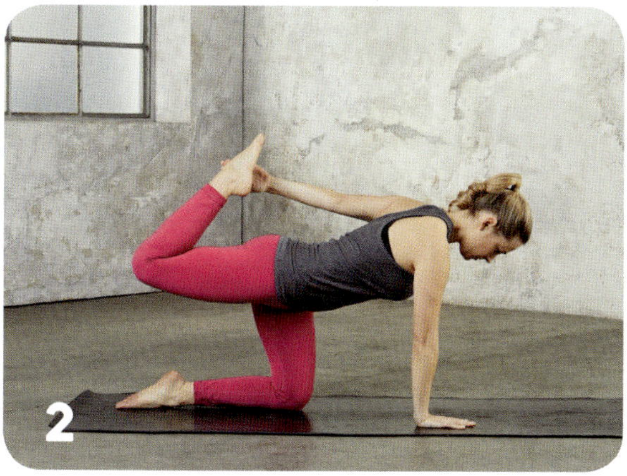
2

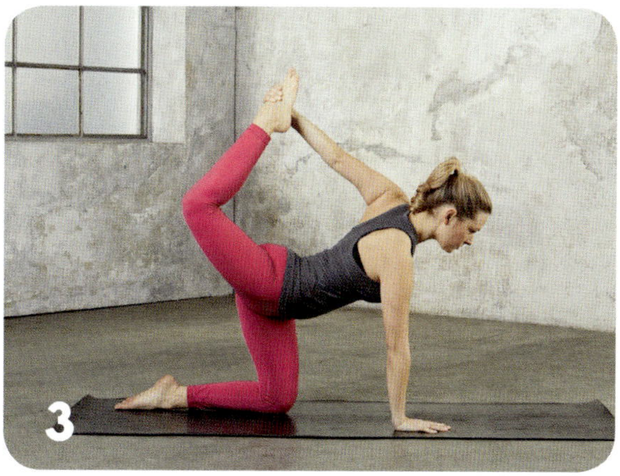
3

DELFIN-TWIST

1. In der Unterarmplanke die Ellbogen unter den Schultern platzieren und die Finger verschränken, dabei die Füße kippen, sodass die Zehen zu einer Seite zeigen (siehe Abbildung 1). Die Hüfte höher halten als die Schultern.
2. Mit der Ausatmung die Hüfte bis knapp über dem Boden senken (siehe Abbildung 2).
3. Mit der Einatmung wieder nach oben anheben.
4. Nach zehn Wiederholungen die Füße in die andere Richtung drehen und die Übung zu dieser Seite ausführen.

WICHTIG: Der Bauch muss bewusst angespannt und die Schulterblätter nach unten gezogen werden; dabei bleibt der Kopf in Verlängerung des Rückens.

VARIANTE: Die Übung wird leichter, wenn ein oder beide Knie auf dem Boden abgelegt werden.

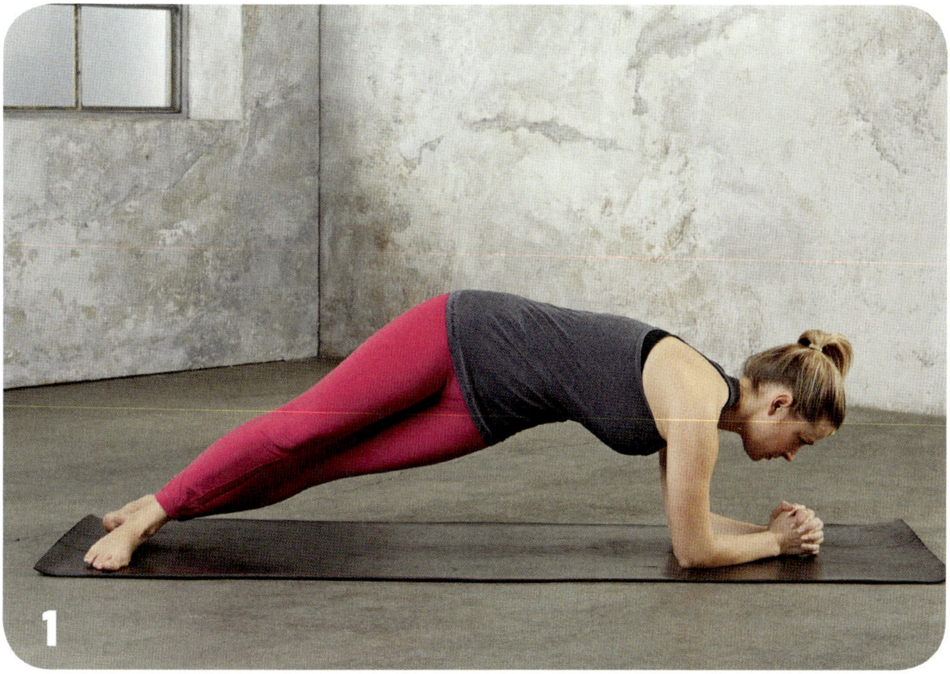
1

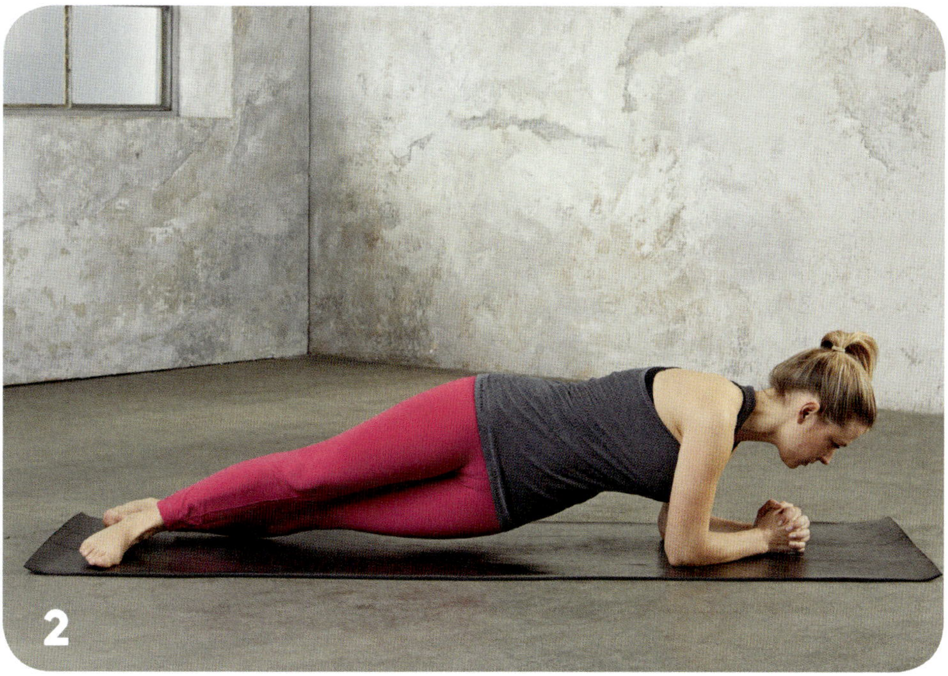
2

SCHWIMMEN

1. In der Bauchlage mit angehobenen Beinen die leicht gebeugten Arme nach vorn ausstrecken. Der Kopf ist dabei in Verlängerung des Rückens und ebenfalls vom Boden abgehoben (siehe Abbildung 1).
2. Mit der Einatmung einen Arm kreisförmig nach oben hinten bewegen. Der Kopf und der Schultergürtel folgen der Armbewegung (siehe Abbildung 2).
3. Ausatmend zur Ausgangsposition zurückkommen und die Seite wechseln.
4. Die Übung mit fünf Wiederholungen pro Seite durchführen.

WICHTIG: Das Becken muss während der Übung ruhig bleiben, dafür das Schambein in den Boden drücken und den Bauchnabel zur Wirbelsäule ziehen. Die Arme müssen nicht gestreckt werden, wichtig ist, dass die Schultern von den Ohren weggezogen werden.

VARIANTE: Bei Problemen mit dem unteren Rücken können die Beine auf dem Boden abgelegt werden.

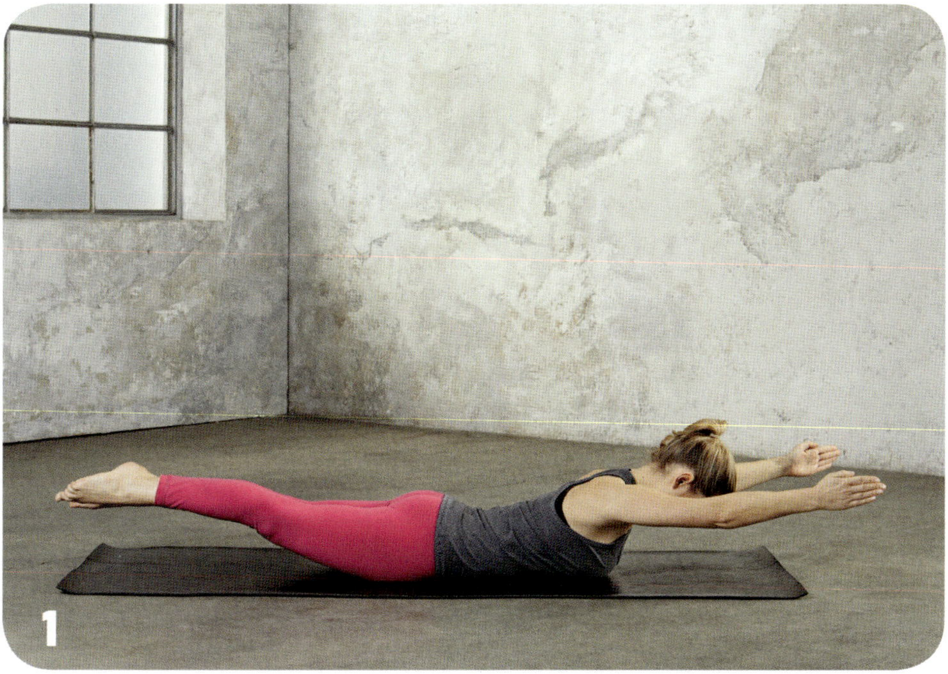

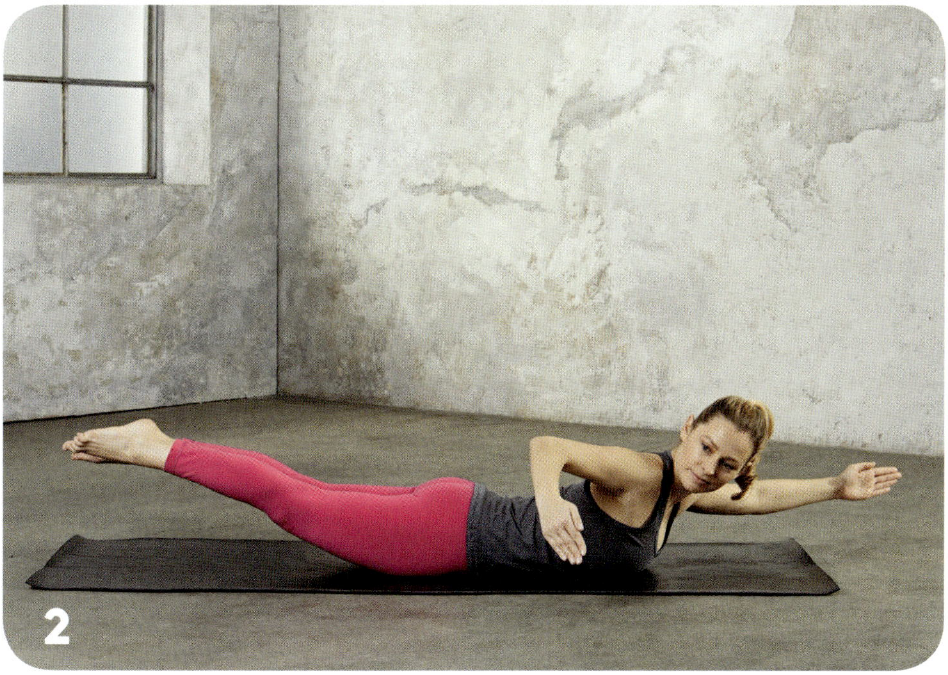

SEITLICHE PLANKE

1. Im Seitstütz befinden sich Hand, Hüfte und Knie auf einer Linie. Das obere Bein ist leicht nach hinten gestreckt, der Arm nach vorn (siehe Abbildung 1).
2. Einatmend das Bein nach vorn und den Arm nach hinten bewegen (siehe Abbildung 2).
3. Ausatmend in die Ausgangsposition zurückgehen. Dabei bleibt der restliche Körper komplett stabil und ruhig.
4. Die Übung zehnmal wiederholen und dann die Seite wechseln.

WICHTIG: Die stützende Schulter muss vom Ohr weggezogen werden, um das Schulterblatt richtig zu positionieren. Die Hüfte bleibt immer angehoben und der gesamte Körper stabil, die Bewegung kann deshalb auch kleiner sein.

VARIANTE: Wenn die Stabilisation noch schwerfällt, kann auch nur der Arm oder das Bein bewegt werden.

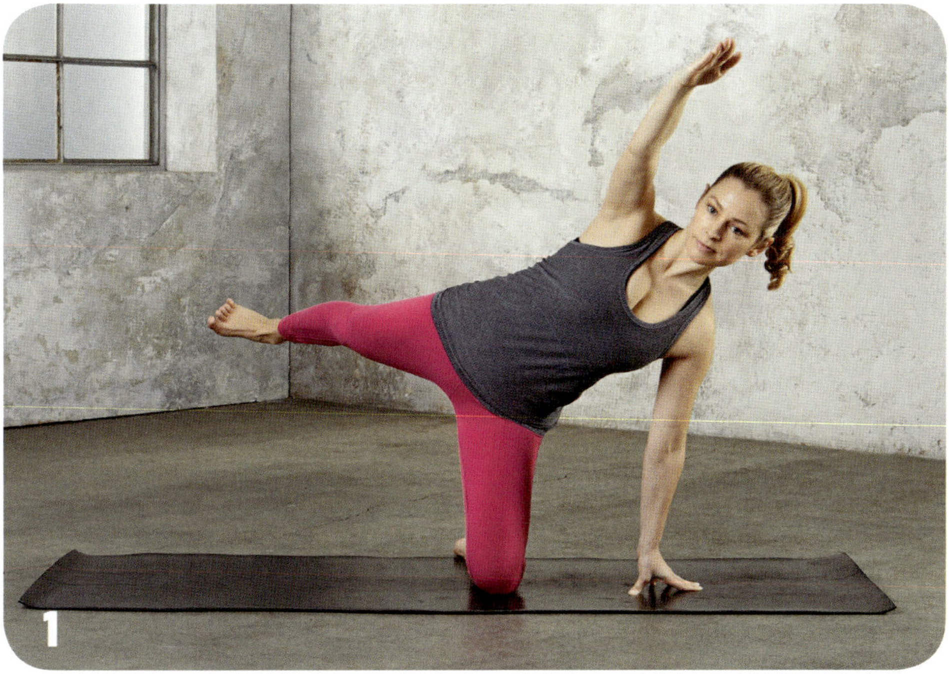
1

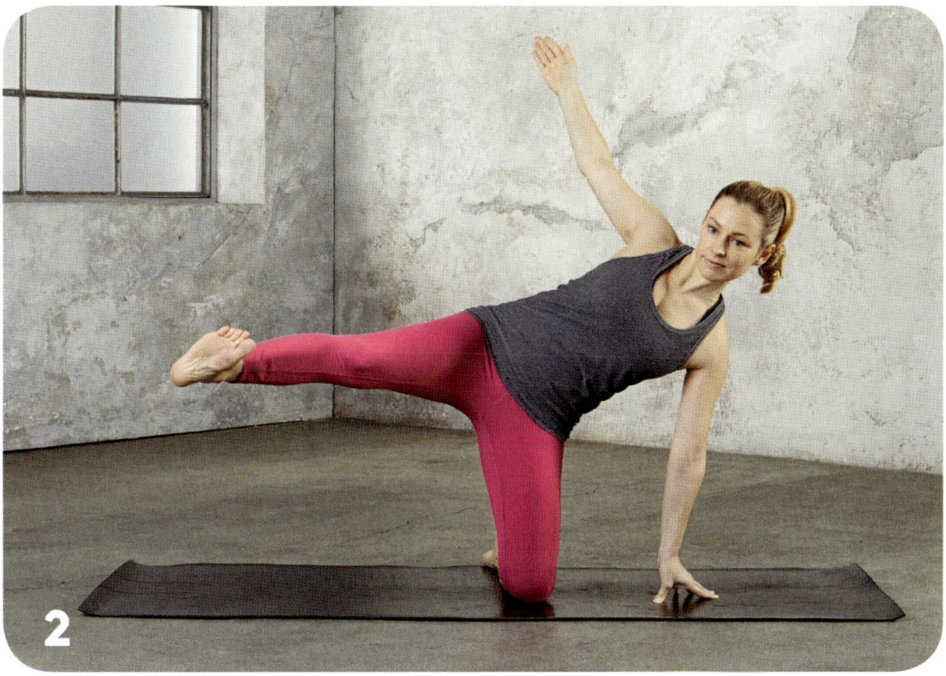
2

BOOT-TWIST

1. Mit ausgestreckten Beinen und Händen in Gebetshaltung vor der Brust auf dem Boden sitzen. Der untere Rücken ist leicht gerundet und wird über die Bauchspannung gehalten [siehe Abbildung 1].
2. Mit der Ausatmung ein Bein beugen und gleichzeitig den Oberkörper zur Seite rotieren, sodass der Ellbogen den Oberschenkel berührt [siehe Abbildung 2].
3. Einatmend zur Ausgangsposition zurückkehren, dann zur anderen Seite rotieren. Die Übung fünfmal zu jeder Seite durchführen.

WICHTIG: Die Übung muss aus der Bauchkraft durchgeführt werden, der Rücken darf nicht ins Hohlkreuz fallen. Dafür das Schambein nach oben ziehen und den unteren Rücken schon in der Ausgangsposition leicht runden. Wenn nötig die Beine leicht beugen.

VARIANTE: Beide Beine bleiben in der Ausgangsposition angewinkelt auf dem Boden (siehe Abbildung 3), in der Bewegung einen Fuß am Boden lassen (siehe Abbildung 4).

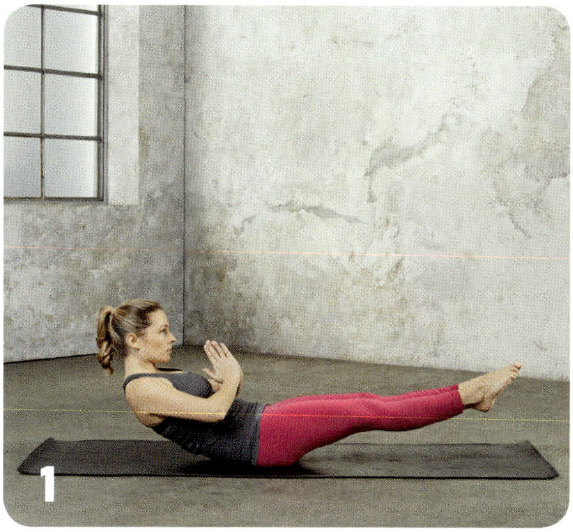
1

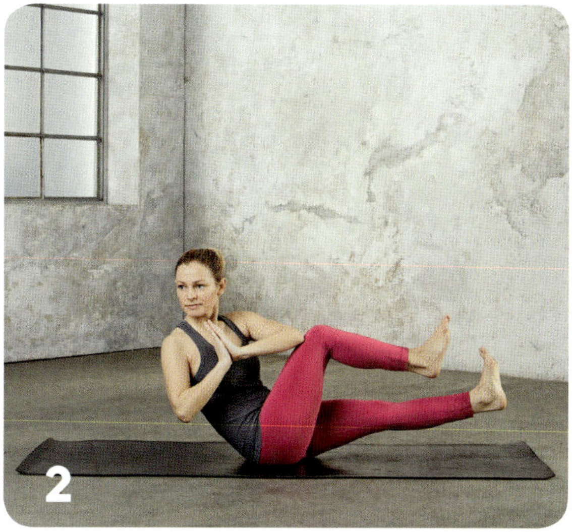
2

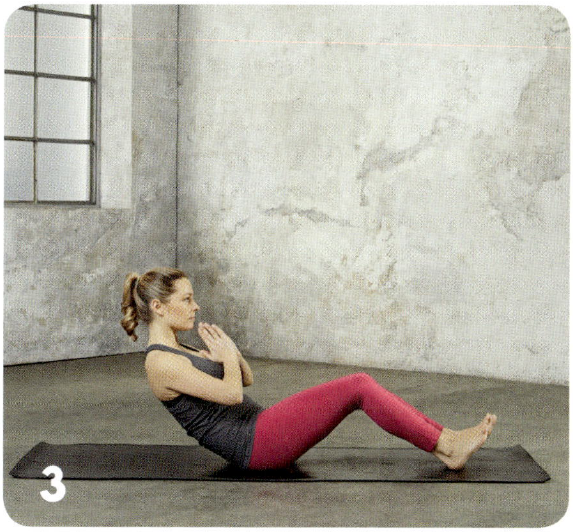
3

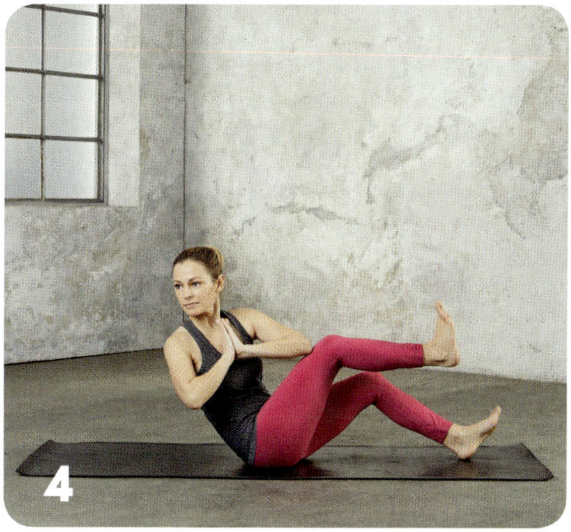
4

HUND UND EINARMPLANKE

1. Im hinabschauenden Hund die Finger weit fächern. Die Füße stehen parallel und hüftbreit, wenn möglich sind die Beine gestreckt, wichtiger ist jedoch, dass der Rücken lang ist und der Kopf in Verlängerung des Rückens (siehe Abbildung 1).
2. Mit der Ausatmung den gesamten Körper nach vorn schieben, dabei schwingt ein Arm mit nach vorn (siehe Abbildung 2). Die Beine sind gestreckt und die Hüfte gerade, ebenso der Schultergürtel.
3. Einatmend zum hinabschauenden Hund zurückkommen und die Übung zur anderen Seite durchführen.
4. Auf jeder Seite fünfmal wiederholen.

WICHTIG: Das Gewicht darf sich nicht zu einer Seite verschieben, sondern muss über die Bauch- und Rumpfspannung in der Mitte gehalten werden.

VARIANTE: Die Übung wird leichter, wenn die Beine immer gebeugt oder die Knie komplett am Boden bleiben.

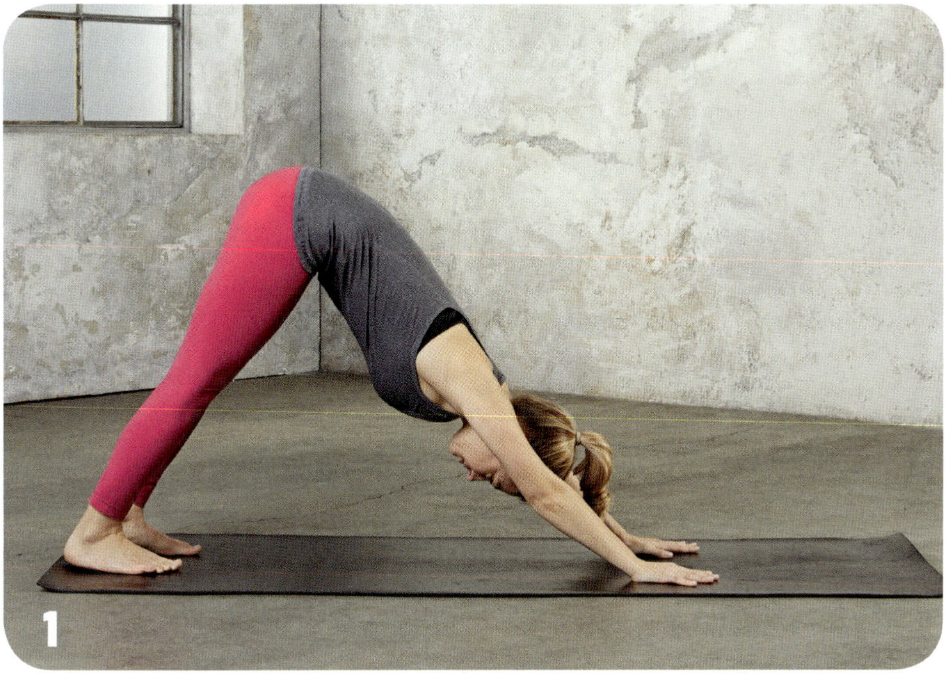

1

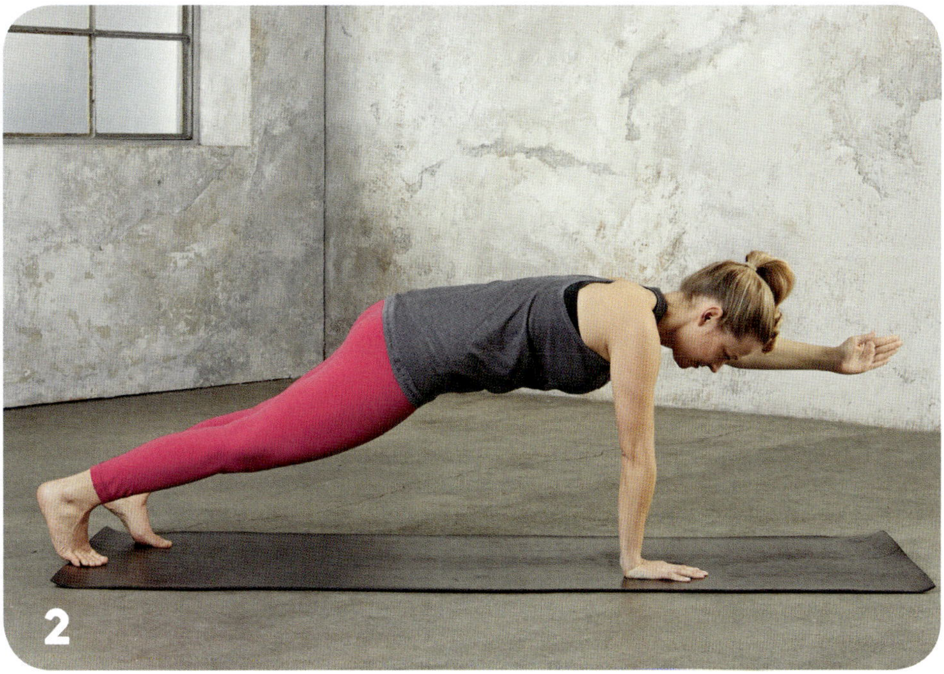

2

TISCH UND STUHL

1. In der Tischposition die Arme mit nach außen gedrehten Fingern unter den Schultern platzieren. Die Füße sind parallel mit etwa 10 Zentimeter Abstand aufgestellt, das Becken nach oben gedrückt (siehe Abbildung 1).
2. Mit der Ausatmung den Po nach hinten durch die Arme in die Luft schieben und die Beine strecken (siehe Abbildung 2).
3. Einatmend nach vorn oben in die Ausgangsposition zurückkommen.
4. Die Übung fünfmal wiederholen; wenn möglich in der jeweiligen Ausgangs- und Endposition für einen Atemzug bleiben.

WICHTIG: Die Schultern bleiben immer von den Ohren weggezogen, die Bauchspannung ist aktiv.

VARIANTE: Die Übung wird leichter, wenn die Hände auf Klötzen positioniert werden (siehe Abbildung 3 und 4).

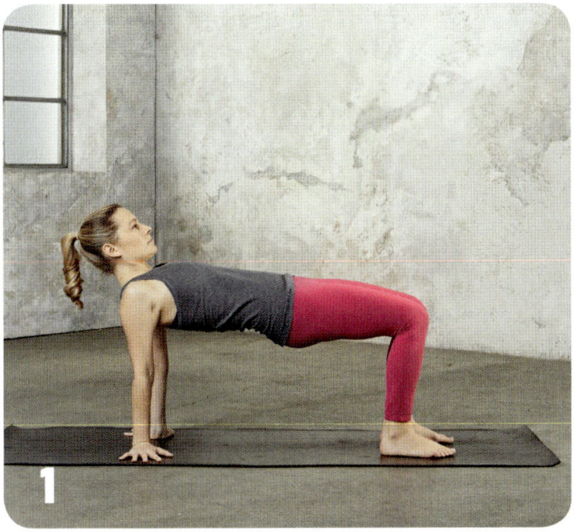
1

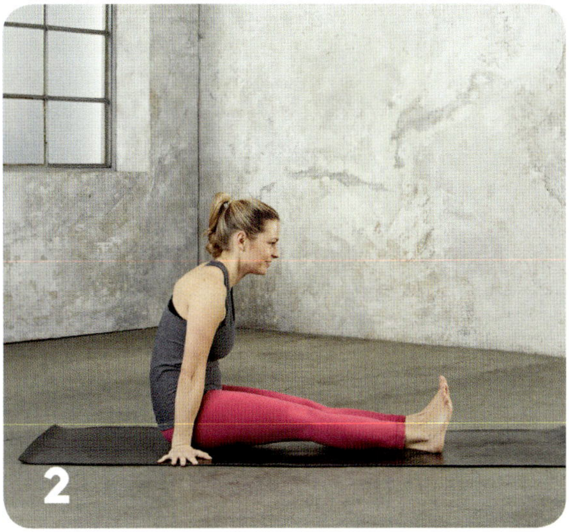
2

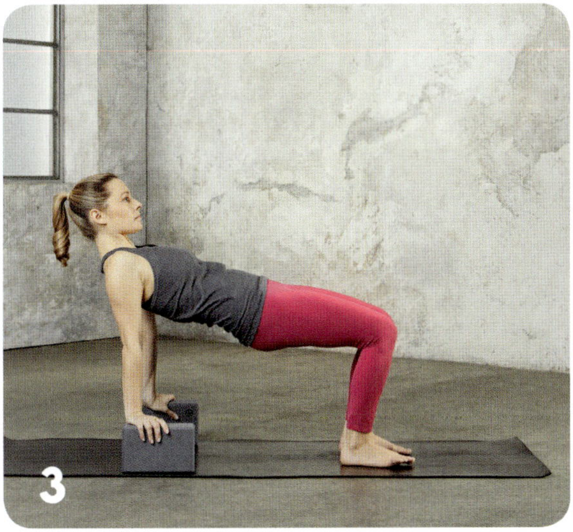
3

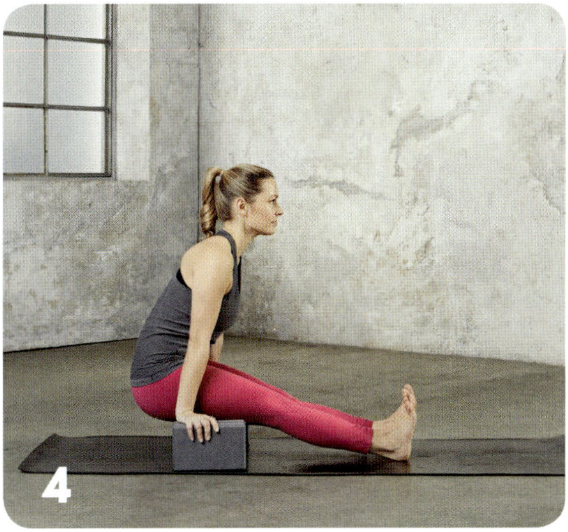
4

SCHERE

1. In der Rückenlage die Hände unter dem Po positionieren, sodass der untere Rücken spürbar den Boden berührt. Ein Bein nach oben zur Decke strecken, das andere Bein schräg nach vorn, ohne den Kontakt des Rückens am Boden zu verlieren (siehe Abbildung 1).
2. Mit der Ausatmung das obere Bein bis zum unteren Bein absenken (siehe Abbildung 2).
3. Mit der Einatmung nach oben in die Ausgangsposition zurückbewegen.
4. Nach zehn Wiederholungen die Seite wechseln.

WICHTIG: Der untere Rücken bleibt immer in derselben Position, unabhängig von der Bewegung der Beine. Der Bewegungsumfang und die Positionierung müssen daran angepasst werden.

VARIANTE: Die Beine können immer gebeugt bleiben, dann ist die Übung leichter durchführbar.

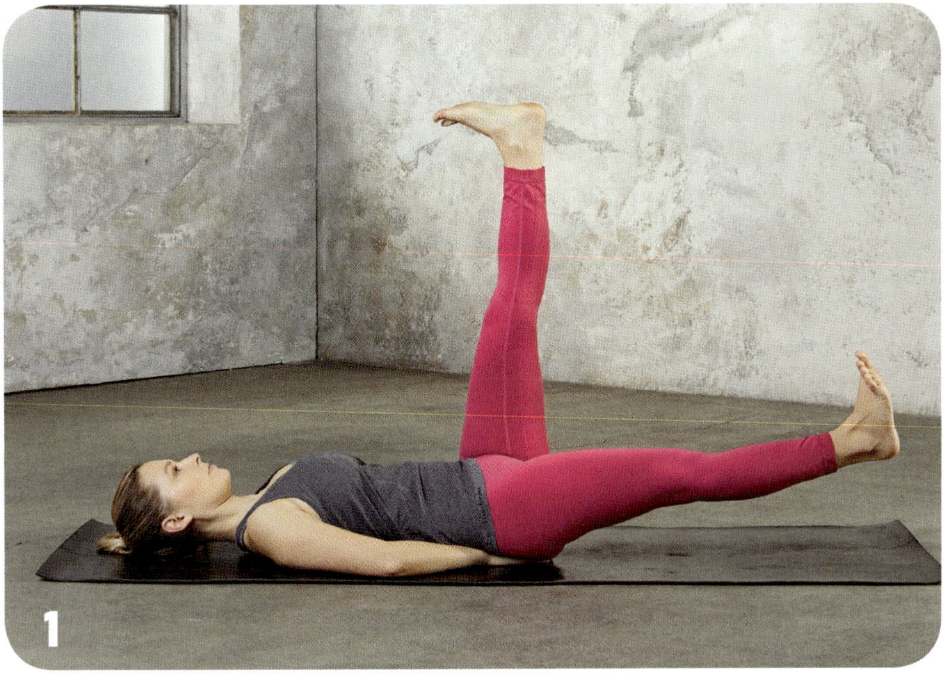
1

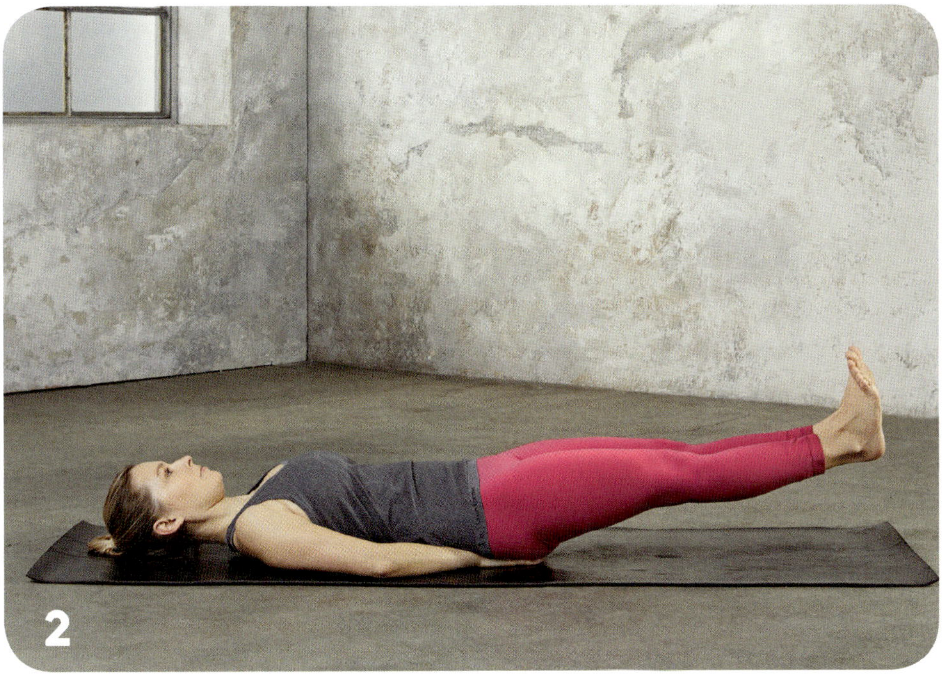
2

SCHRÄGES BOOT

1. In der Seitlage auf den Unterarm stützen und das Gewicht auf eine Poseite verlagern. Die Beine sind schräg nach oben ausgestreckt (siehe Abbildung 1).
2. Mit der Ausatmung die Beine absenken (siehe Abbildung 2).
3. Mit der Einatmung in die Ausgangsposition zurückführen, dabei den Oberkörper komplett ruhig halten.

WICHTIG: Der Rücken darf nicht ins Hohlkreuz fallen, deshalb muss der Bauch aktiv angespannt werden. Die freie Hand an die Hüfte legen, sodass das Ausweichen des Oberkörpers sofort spürbar würde.

VARIANTE: Die Übung wird mit gebeugten Beinen leichter.

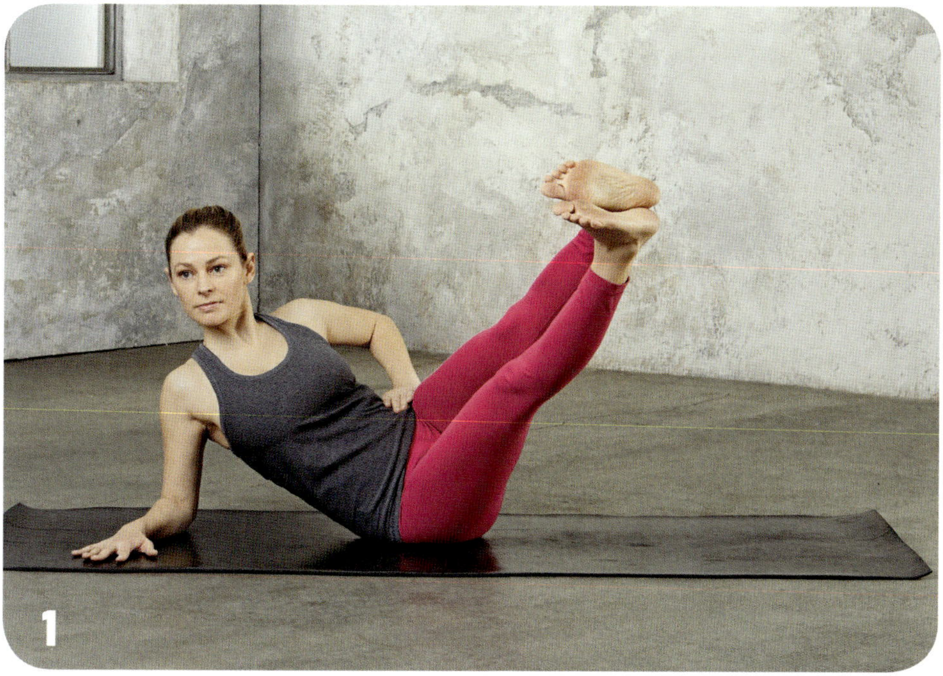
1

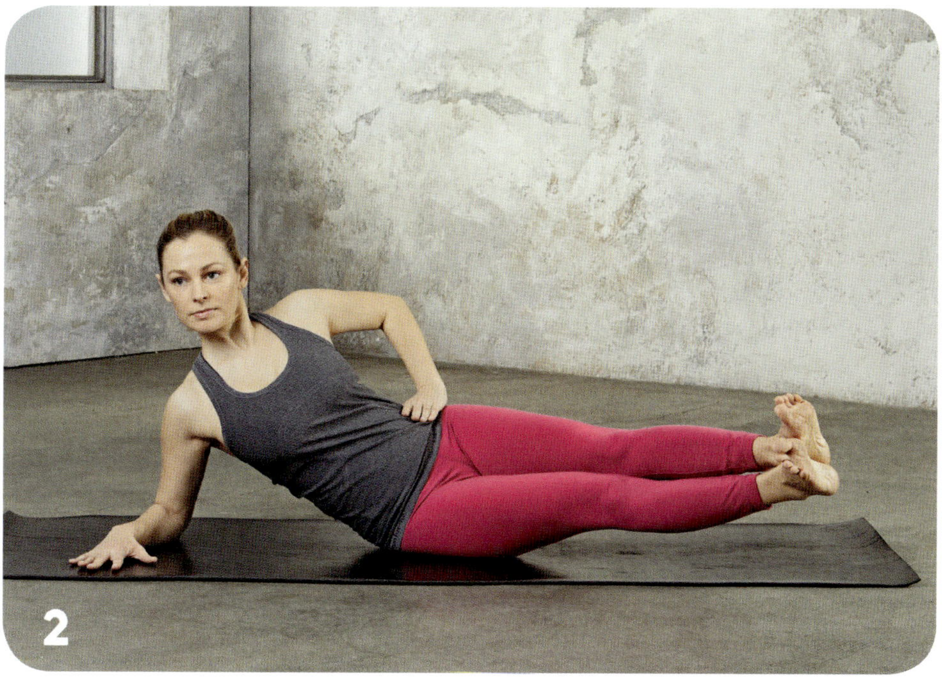
2

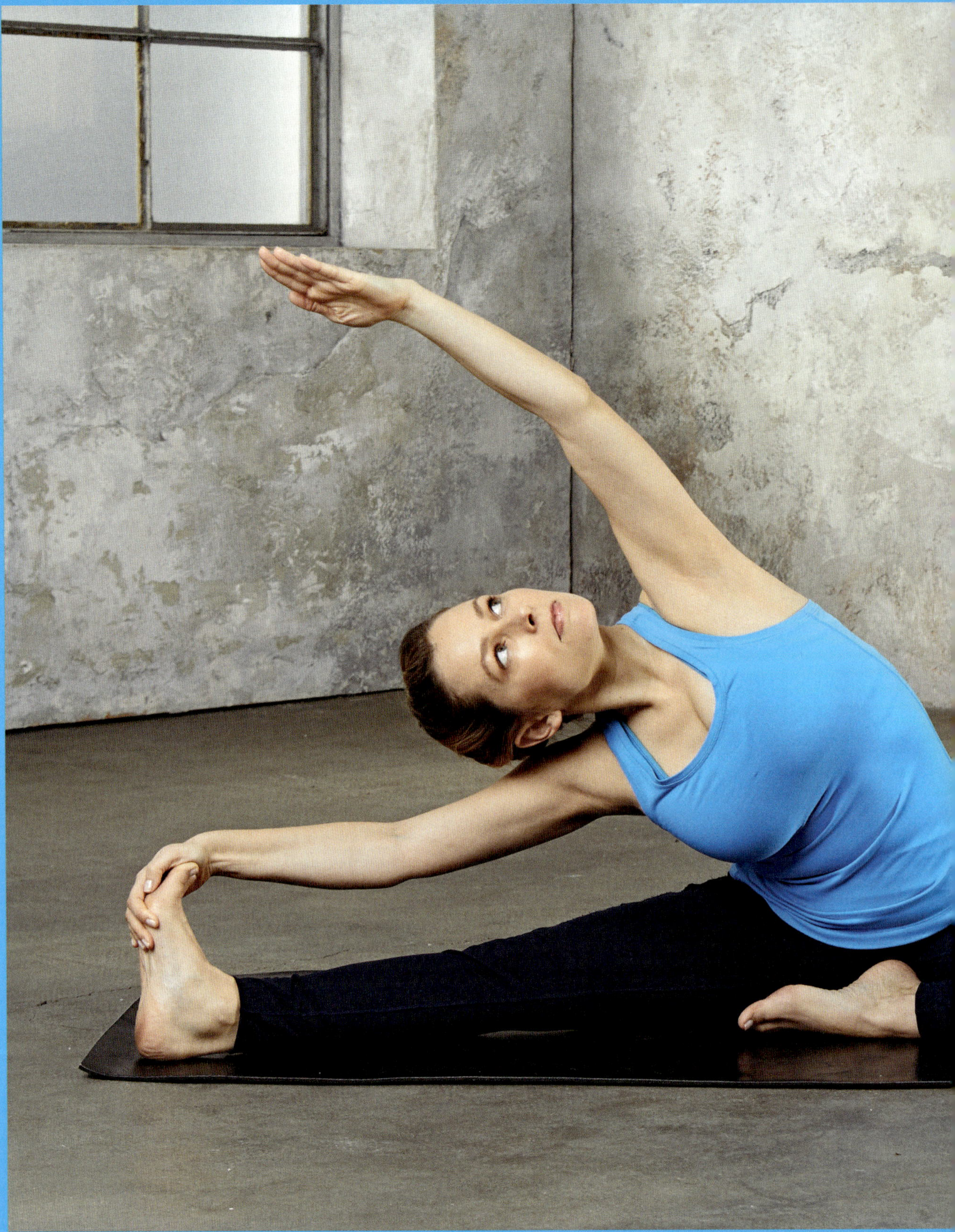

FLOWING INTO BALANCE

LEVEL 2

Die Konzentration liegt auf dem Atem, die Bewegung folgt ihm. Die Leichtigkeit der Verbindung von Atem und Bewegung schafft auch Leichtigkeit im Kopf. Damit ergibt sich fast von allein die Balance in den Positionen und gleichzeitig das Loslassen von Stress und Gedankensprüngen.

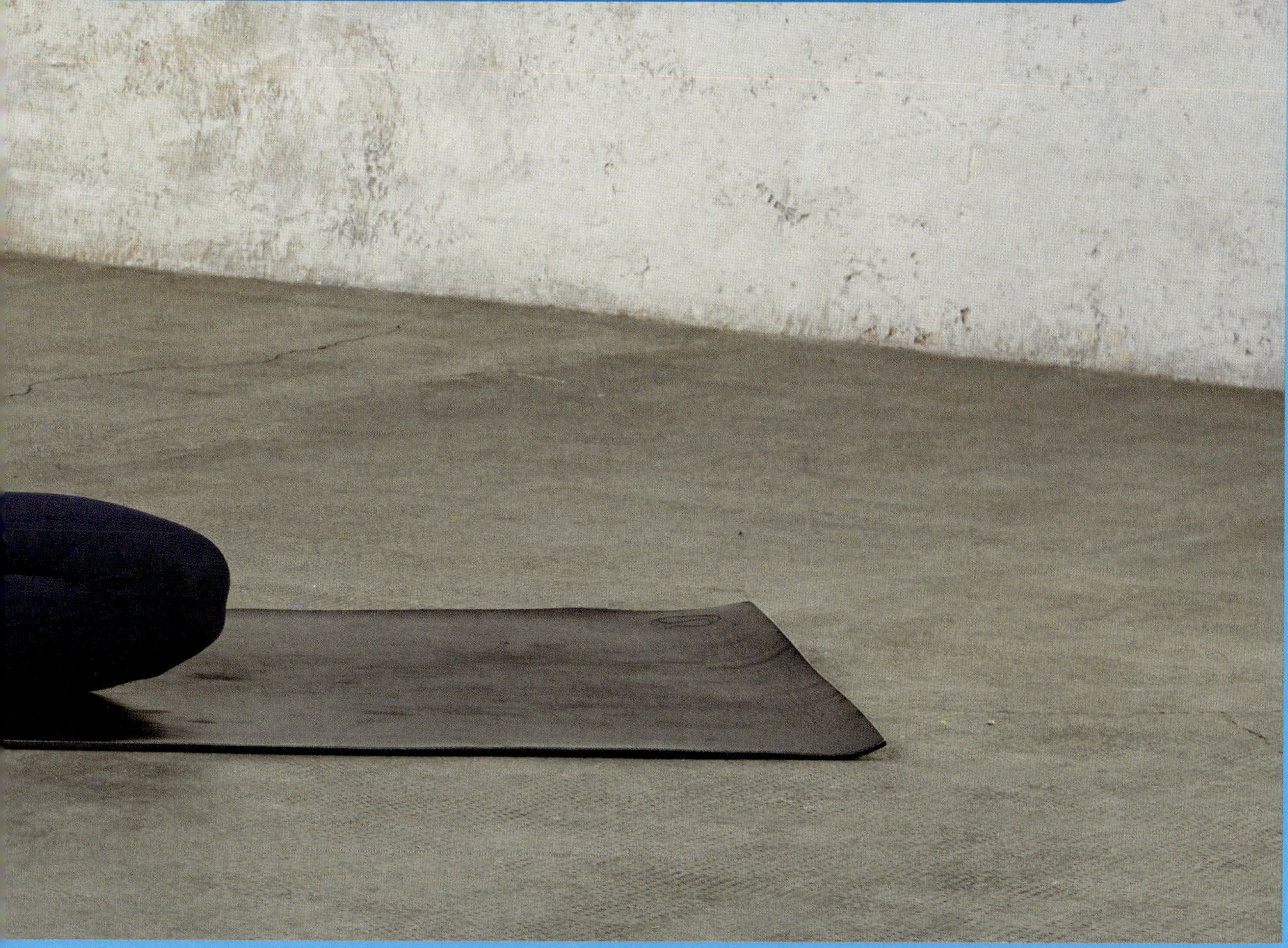

AUFWÄRMEN

1. Im hüftbreiten Stand mit parallelen Füßen und gebeugten Beinen die Fersen anheben und dabei die Arme nach vorn schwingen (siehe Abbildung 1).
2. Dann die Fersen senken, die Zehen anheben und die Arme nach hinten nehmen (siehe Abbildung 2).
3. Die Übung zehnmal in jede Richtung wiederholen und darauf achten, dass die Füße nicht seitlich abknicken.
4. Nach der letzten Wiederholung im aufrechten Stand mit einem Knie Kreise malen (siehe Abbildung 3 und 4), das Standbein ist im Kniegelenk minimal gebeugt. Die Kreise so groß wie möglich auch nach hinten und zur Seite ausführen.
5. Nach fünf Kreisen die Richtung wechseln, danach das Bein. Die Arme sind zur Stabilisation neben oder vor dem Körper.

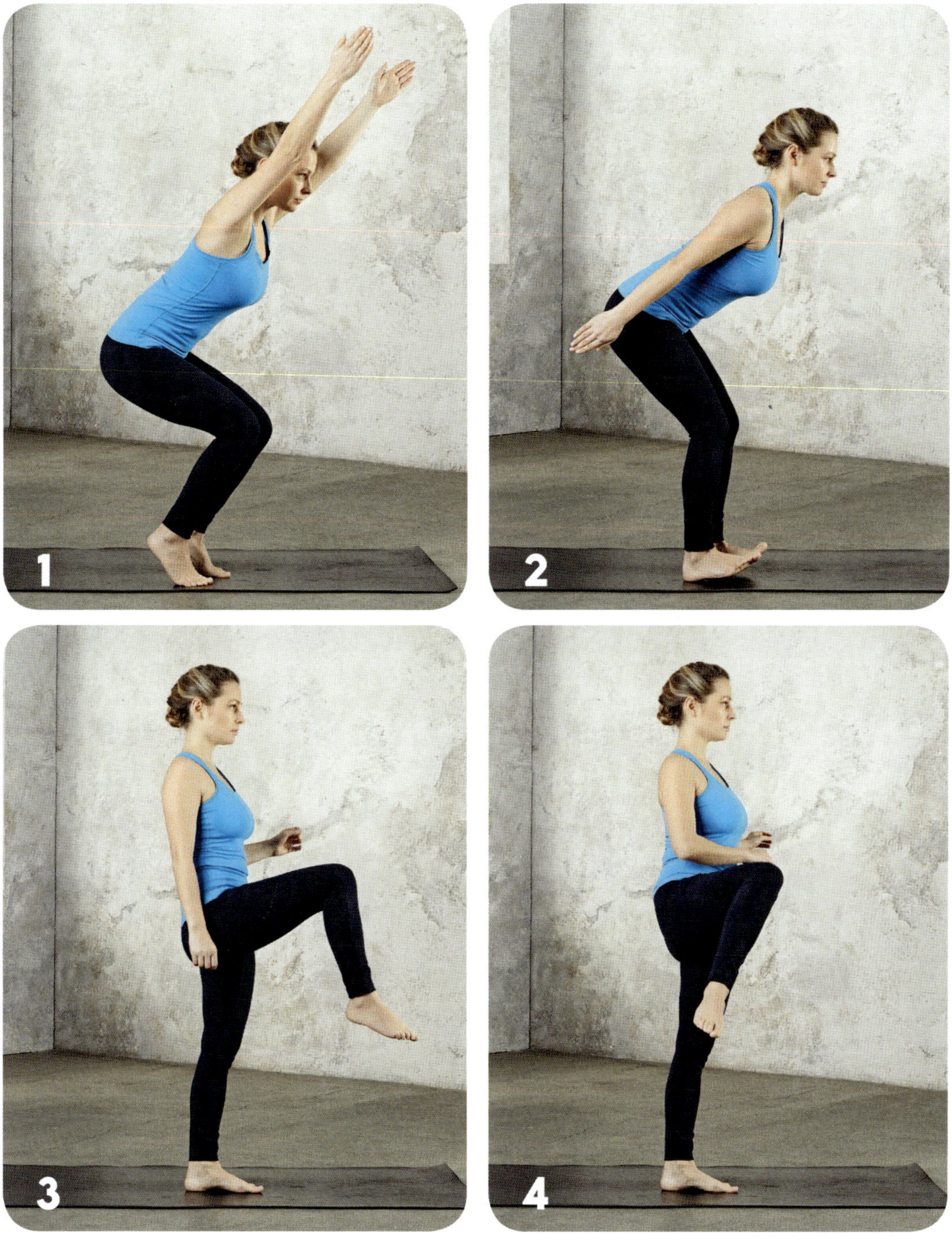
1
2
3
4

STUHL

1. Mit angehobenen Fersen und Armen die Balance finden. Die Beine sind leicht gebeugt, die Schultern nach unten gezogen und der Rücken lang (siehe Abbildung 1).
2. Mit der Ausatmung den Po nach unten bewegen (siehe Abbildung 2).
3. Mit der Einatmung zurück in die Ausgangsposition kommen.
4. Die Übung zehnmal wiederholen.

WICHTIG: Der Po geht nur so tief, dass die Körperspannung die Position halten kann und kein Druck auf die Kniescheibe ausgeübt wird. Dabei ist die Bauchspannung besonders wichtig. Der Rücken bleibt immer lang und der Blick ist auf einen Punkt vor dem Körper fixiert, sodass der Kopf nicht hängt.

VARIANTE: Wenn die Balance noch Schwierigkeiten bereitet, kann eine Wand zum Stabilisieren genutzt werden.

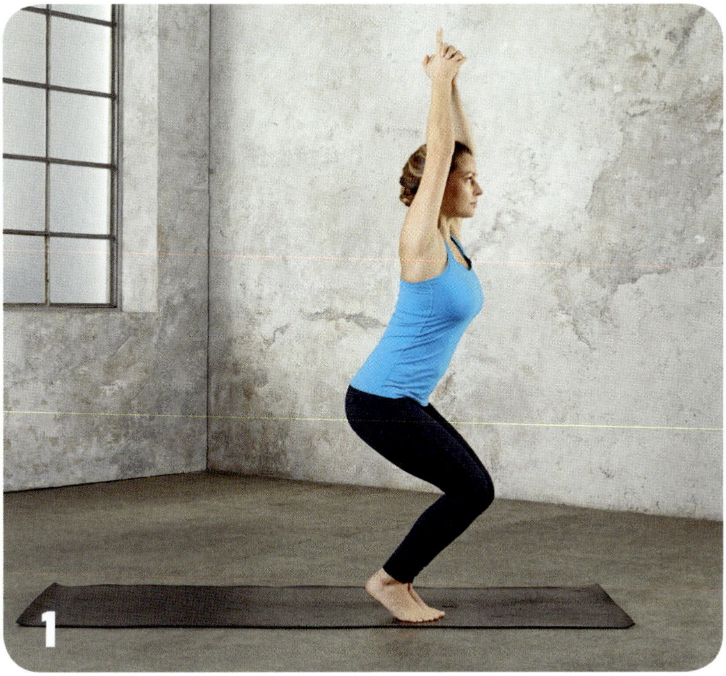
1

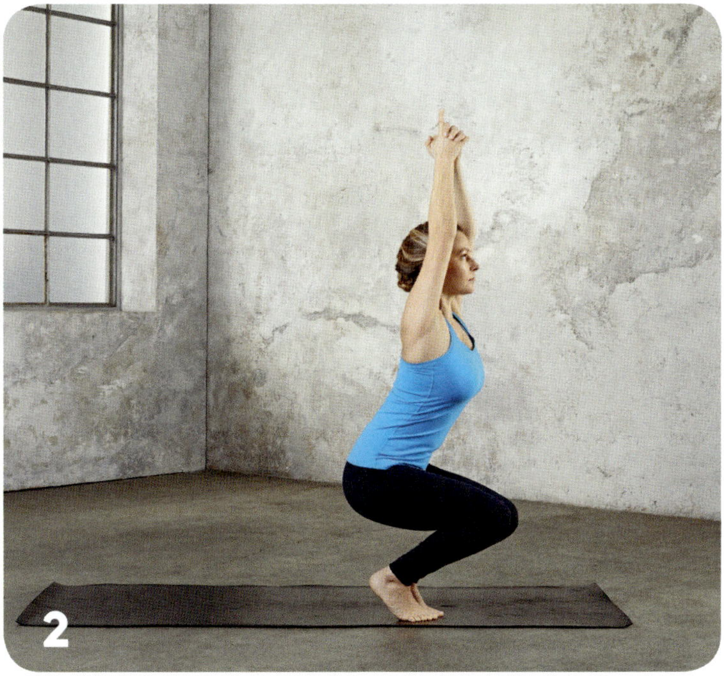
2

VORBEUGE UND LANGER RÜCKEN

1. Aufrecht und mit parallelen Füßen stehen, dabei die Bauchspannung aktivieren und die Beine anspannen (siehe Abbildung 1).
2. Mit der Ausatmung den Oberkörper mit Kopf und Armen nach unten abrollen (siehe Abbildung 2).
3. In der unteren Position einen Atemzug lang bleiben. Mit der Einatmung die Beine leicht beugen und den Rücken langziehen. Die Fingerspitzen bleiben dabei auf dem Boden, der Kopf befindet sich in der Verlängerung des Rückens (siehe Abbildung 3).
4. Einen Atemzug lang bleiben und dann mit der Einatmung mit langem Rücken in die Ausgangsposition zurückkommen.
5. Die Abfolge fünfmal wiederholen.

WICHTIG: Der Bauch muss immer angespannt sein, um den Rücken zu schützen. Damit sich Hals und Nacken in einer guten Position befinden, ist die korrekte Ausrichtung des Kopfes wichtig.

VARIANTE: Bei eingeschränkter Beweglichkeit können Klötze unter die Hände gelegt werden.

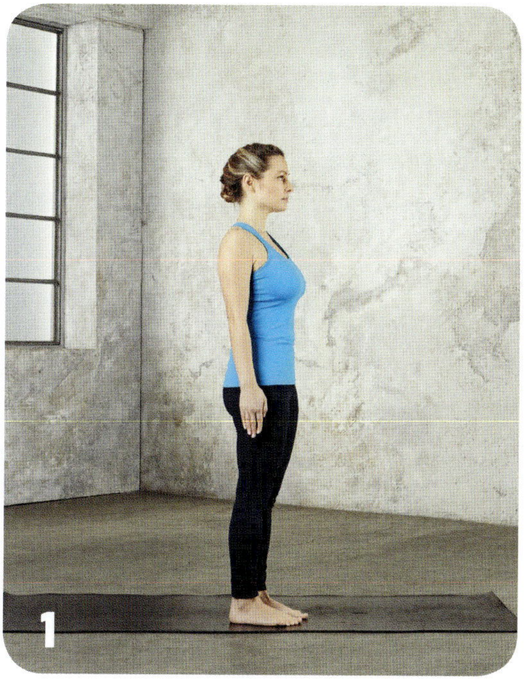
1

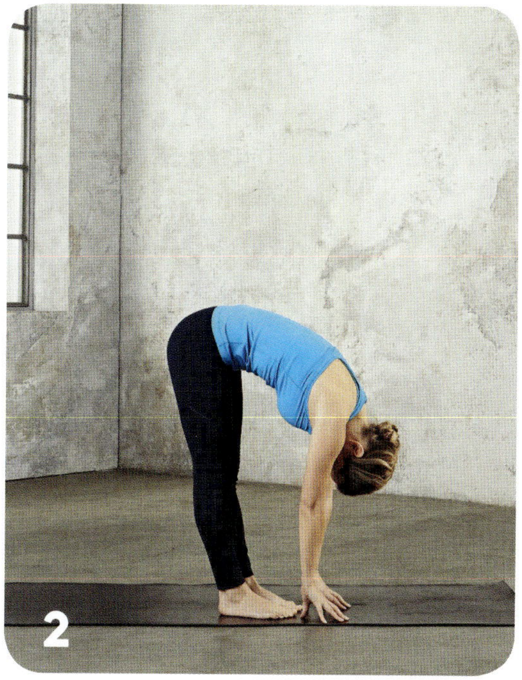
2

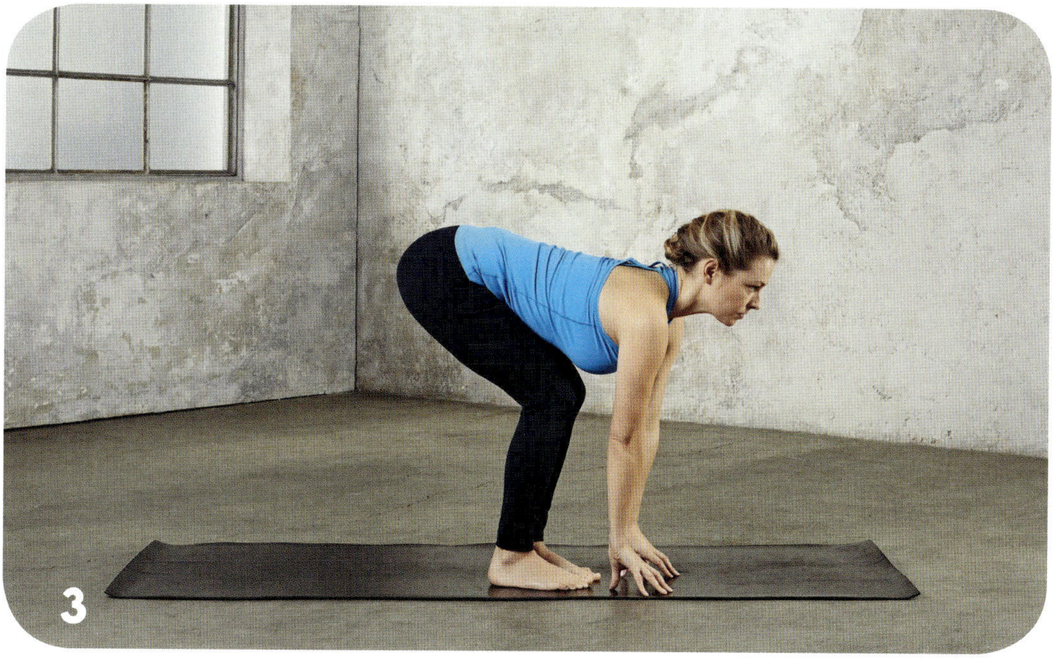
3

AUSFALLSCHRITT UND TWIST

1. Im großen Ausfallschritt die hintere Ferse und beide Arme anheben. Die Beine sind gestreckt, die Hüfte ist parallel (siehe Abbildung 1).
2. Mit der Ausatmung das vordere Bein beugen, die Arme zur Seite senken und den Oberkörper nach innen rotieren lassen (siehe Abbildung 2).
3. Mit der Einatmung in die Ausgangsposition zurückkehren.
4. Fünfmal wiederholen und dann die Seiten wechseln.

WICHTIG: Beim Beugen der Beine muss das vordere Knie über dem Sprunggelenk bleiben und darf nicht nach vorn geschoben werden. Deshalb ist es wichtig, den Ausfallschritt groß genug zu machen. Der Oberkörper macht nur eine Rotation und wird nicht nach unten gebeugt, dabei bleibt die Hüfte parallel, ebenso wie die angehobene Ferse.

VARIANTE: Wenn die Balance noch Schwierigkeiten bereitet, kann die Übung nur mit der Arm- und Beinbewegung ausgeführt werden, ohne dass der Oberkörper rotiert. Um die Balance zu halten, hilft es, die Augen auf einen Punkt zu fixieren.

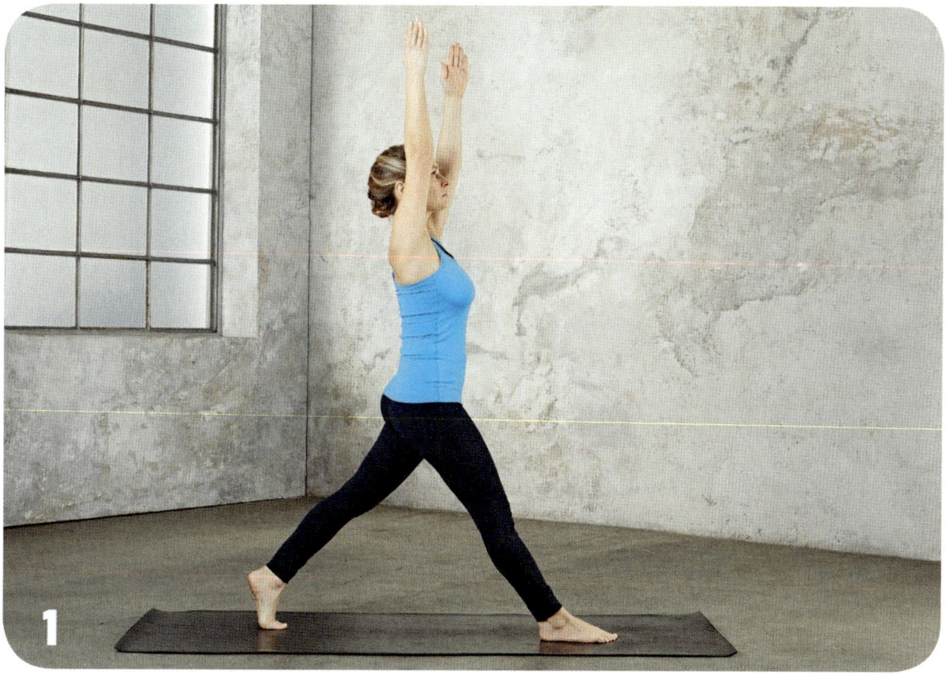
1

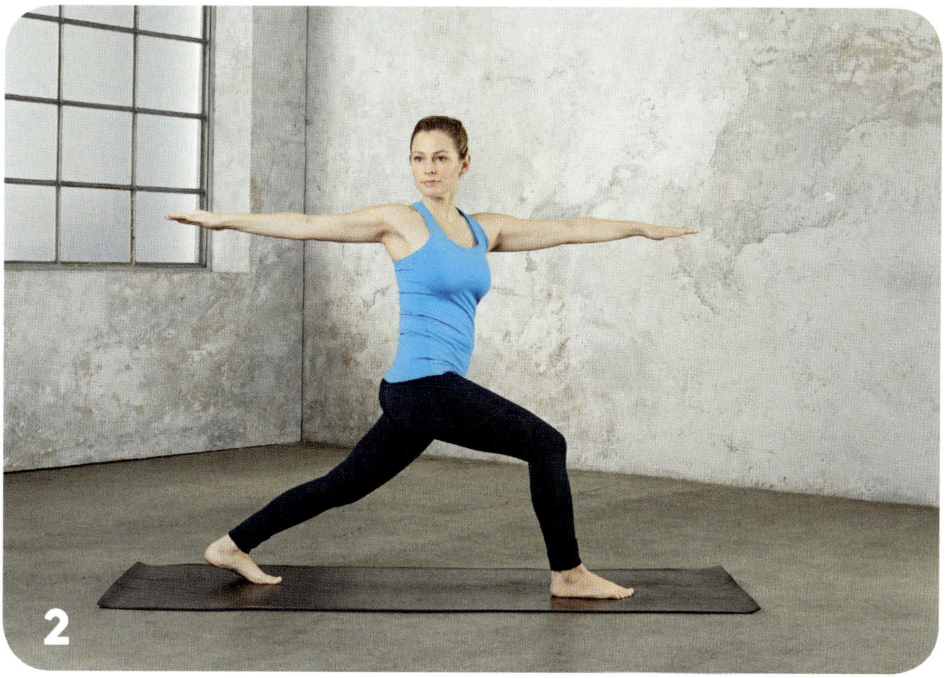
2

STUHL UND TWIST

1. Mit gebeugten und eng zusammengedrückten Beinen in die Hocke gehen, dabei in der Gebetshaltung den Ellbogen fest an die Außenseite des Beines drücken und den Oberkörper rotieren. Die Knie parallel und den Rücken lang halten, das Brustbein bleibt angehoben und ist höher als der Po, der Blick ist über die Schulter nach oben gerichtet (siehe Abbildung 1).
2. Mit der Ausatmung einen großen Ausfallschritt nach hinten machen, ohne dass sich die Position des Oberkörpers oder der Arme ändert (siehe Abbildung 2).
3. Für drei Atemzüge in der Position bleiben und dann ausatmend in die Ausgangsposition zurückkehren.
4. Die Übung noch einmal zur selben Seite wiederholen, dann die Beine kurz ausstrecken und die Übung zur anderen Seite durchführen.

WICHTIG: Im Stuhl dürfen sich die Knie nicht verschieben, da sich sonst auch die Hüfte verschiebt, deshalb die Beine und Knie fest zusammendrücken. Die hintere Ferse im Ausfallschritt parallel angehoben halten und nach hinten wegschieben.

VARIANTE: Der Übergang vom Stuhl zum Ausfallschritt wird leichter, wenn der Blick zuerst wieder nach unten gerichtet und die Gebetshaltung nur vor dem Brustbein gehalten wird.

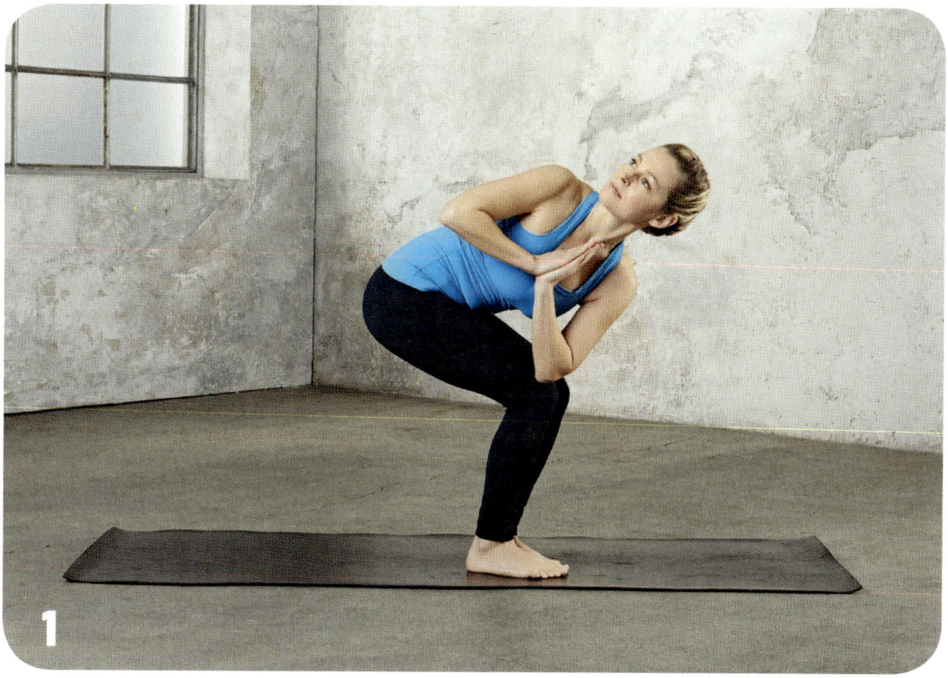

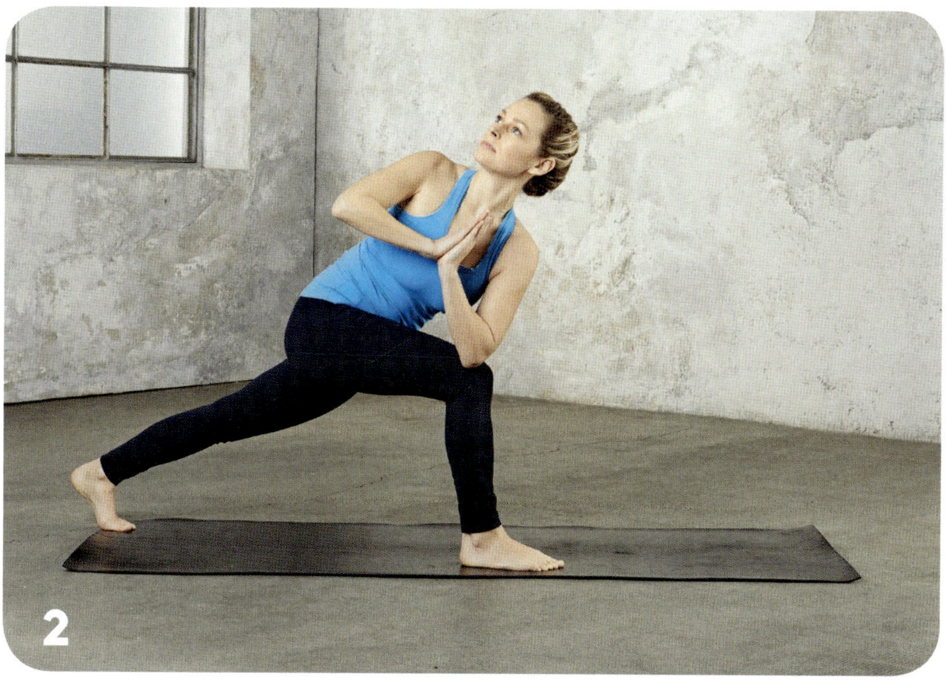

SCHIEFER BAUM

1. In der Baum-Position den Fuß an die Innenseite des Oberschenkels drücken und beide Arme heben, ohne dass die Schultern nach oben ziehen. Das Standbein minimal gebeugt halten und den Blick fixieren (siehe Abbildung 1).
2. Mit der Ausatmung die Hand auf dem Knie ablegen und den Oberkörper mit dem Arm zur Seite neigen (siehe Abbildung 2).
3. Drei Atemzüge bleiben und mit der Einatmung in die Ausgangsposition zurückkehren. Die Übung noch einmal zur selben Seite wiederholen, dann zur anderen Seite wechseln.

WICHTIG: Die Hüfte muss gerade bleiben, deshalb das angewinkelte Knie nicht zu weit aufklappen lassen. Den Bauch bewusst anspannen, damit sich die Wirbelsäule gut aufrichten kann.

VARIANTE: Die Übung wird leichter, wenn der Fuß auf Knie- oder Wadenhöhe angelegt wird.

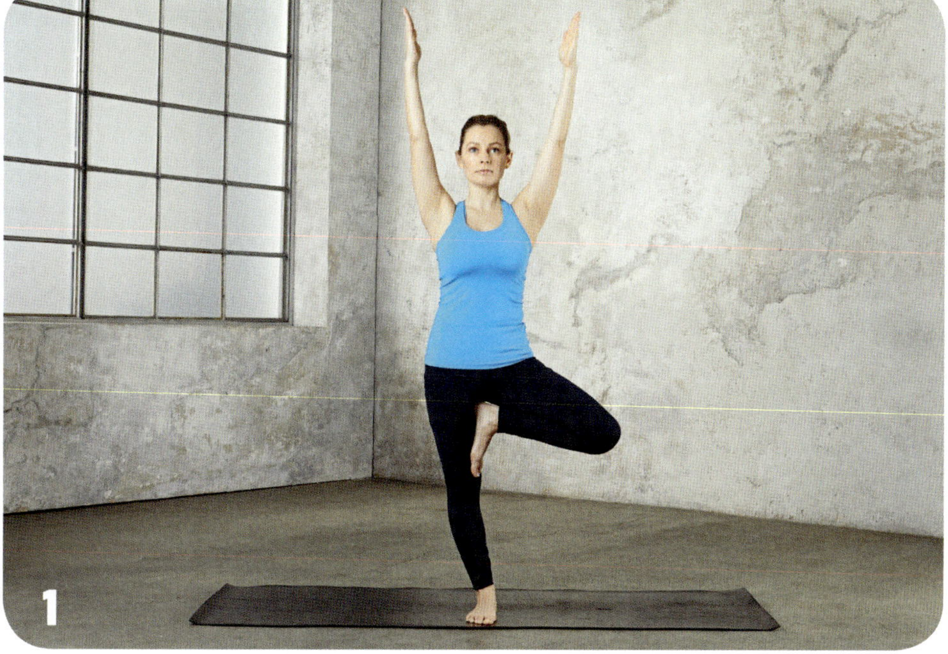

1

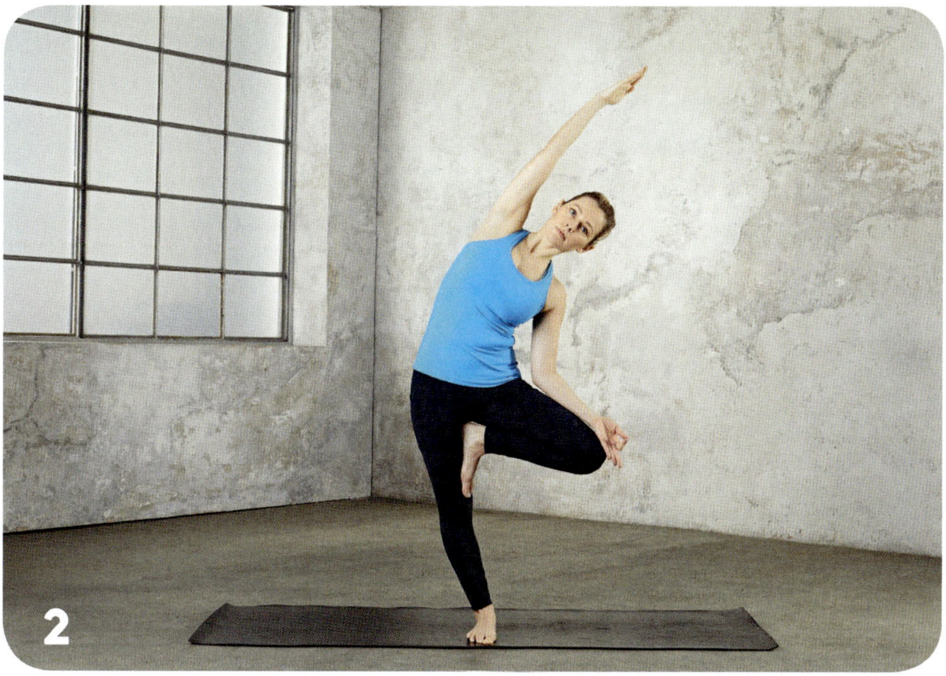

2

TANZENDER KRIEGER

1. Im Ausfallschritt mit ausgedrehtem hinterem Fuß die Außenkante fest in den Boden drücken und das vordere Bein beugen. Das hintere Bein ist gestreckt, die Hand stützt sich leicht auf das Bein. Der vordere Arm streckt sich nach oben und zieht mit dem Oberkörper nach hinten, die Hüfte ist dabei geöffnet (siehe Abbildung).
2. Fünf Atemzüge lang in der Position bleiben, dabei den Blick nach oben richten und die Balance halten. Es ist keine Bewegung sichtbar, sondern nur spürbar, wie sich der Oberkörper immer mehr nach hinten neigt und das vordere Bein trotzdem gebeugt bleibt. Die Flanke wird mit jedem Atemzug immer länger und die Füße stehen fest verankert auf dem Boden.
3. Nach fünf Atemzügen die Seite wechseln.

WICHTIG: Der Rücken darf sich nicht gestaucht anfühlen. Die Oberkörperneigung muss dem individuellen Körpergefühl angepasst werden.

VARIANTE: Um die Balance zu erleichtern, kann der Kopf relativ aufrecht gehalten und der Blick nach vorn fixiert werden.

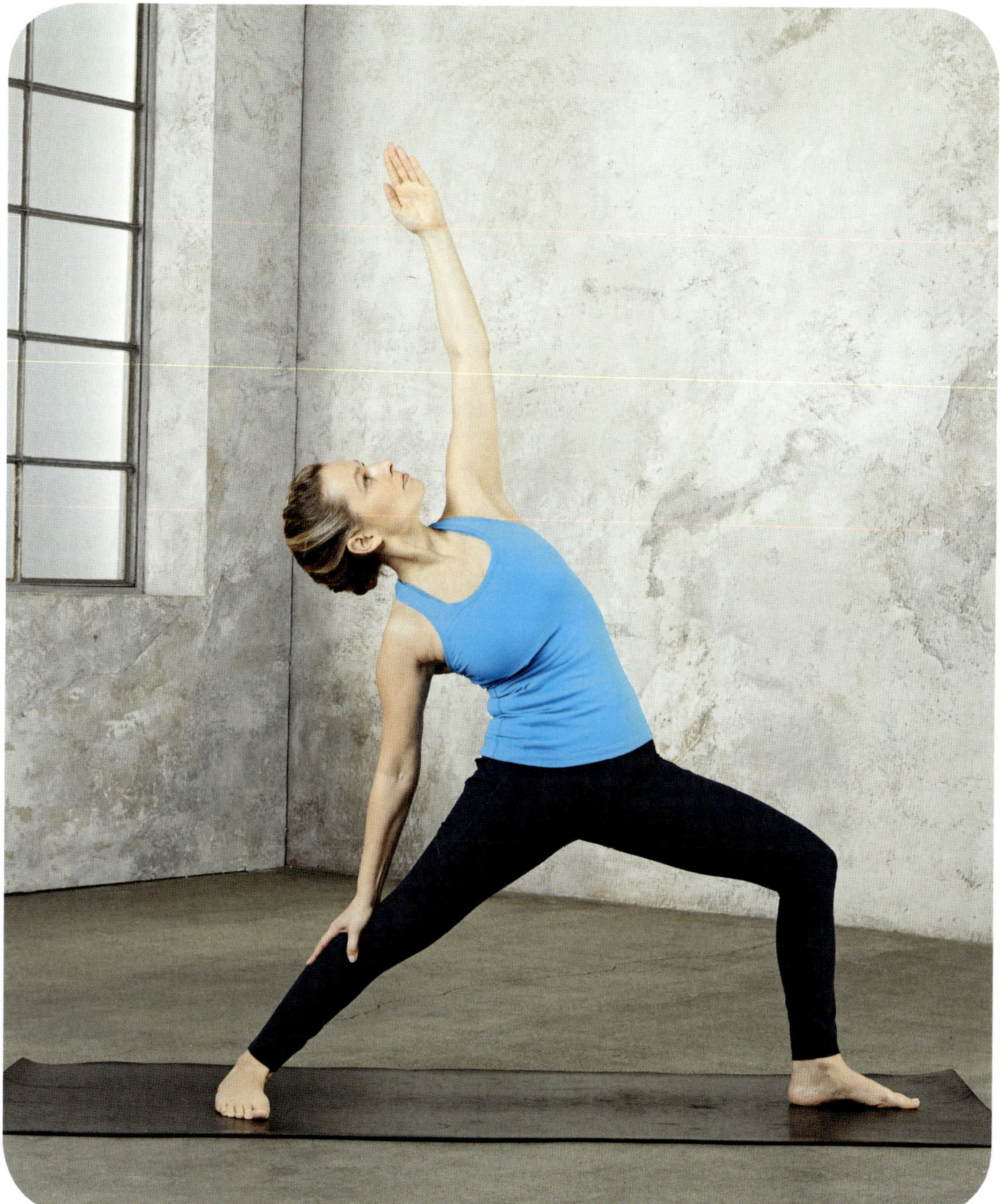

HALBER MOND

1. Aus der Position des tanzenden Kriegers eine Hand auf den Boden legen (siehe Abbildung 1).
2. Mit der Einatmung das hintere Bein anheben, die Hüfte ist dabei geöffnet und die Hand greift, wenn möglich, den hinteren Fuß (siehe Abbildung 2). Dabei das Standbein im Knie minimal beugen.
3. Fünf Atemzüge lang die Position in der Balance halten.
4. Ausatmend Arm und Bein wieder absenken, den Körper aufrichten und zur anderen Seite wechseln.

WICHTIG: Der obere Fuß schiebt mit der Ferse nach hinten, gleichzeitig zieht der Bauchnabel zur Wirbelsäule. Den Oberkörper nicht nach unten sinken lassen, sondern durch die Körperspannung halten.

VARIANTE: Bei Schwierigkeiten mit der Balance können die Hände auf Klötze gelegt und zuerst nur das Heben des Beines geübt werden (siehe Abbildung 3).

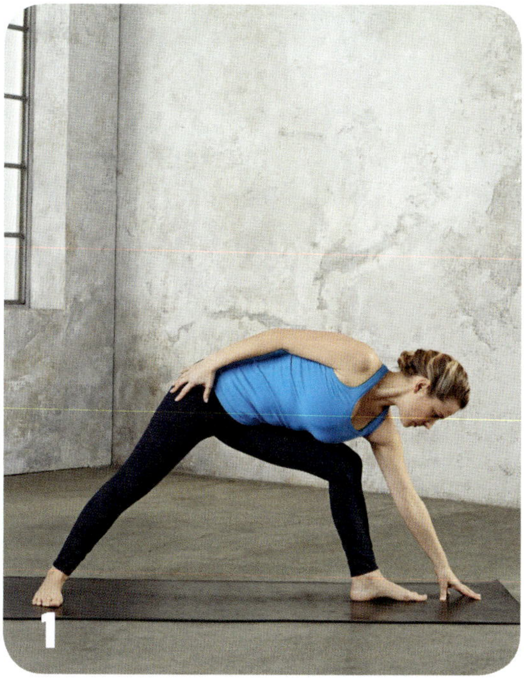

1

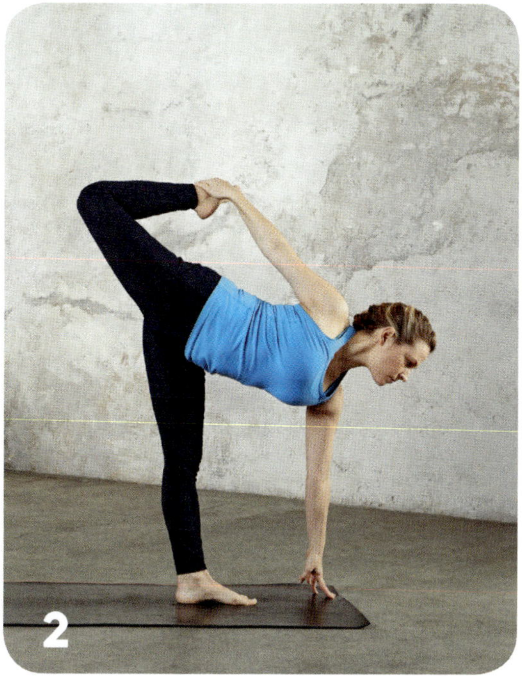

2

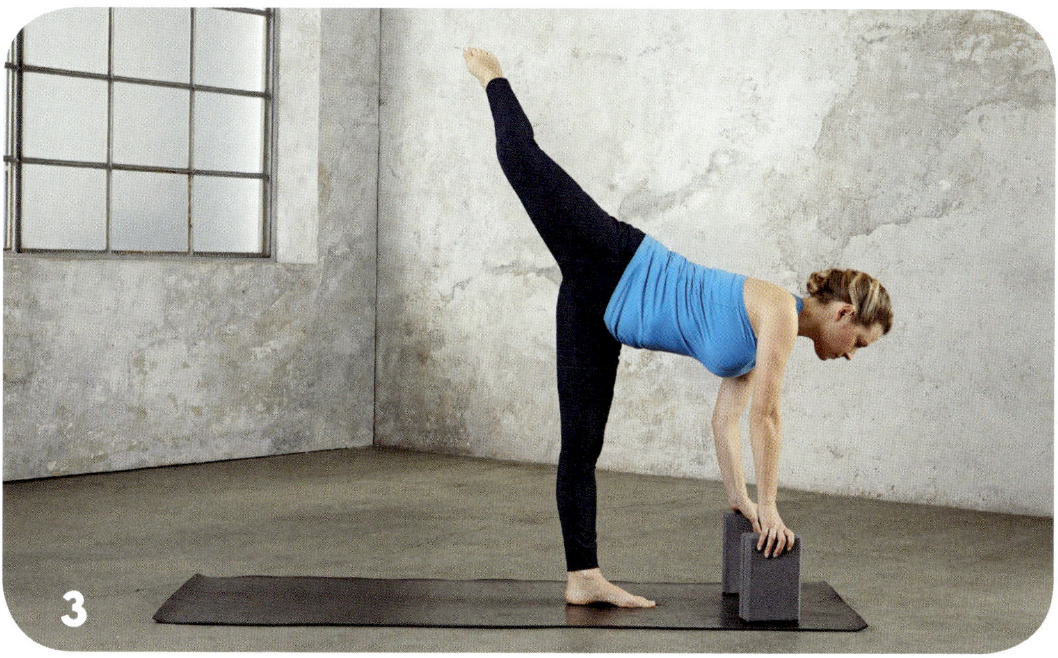

3

KRIEGER 3 MIT GEBETSHALTUNG

1. In einem großen Ausfallschritt mit paralleler Hüfte die Hände hinter dem Rücken zur Gebetshaltung aneinanderlegen. Der Oberkörper ist leicht nach vorn geneigt, das Körpergewicht ist hauptsächlich auf dem vorderen Bein zu spüren.
2. Einatmend das hintere Bein anheben und mit dem Oberkörper in eine Linie bringen (siehe Abbildung 1).
3. Die Position fünf Atemzüge lang halten, dann die Seite wechseln.

WICHTIG: Die Hüfte bleibt immer geschlossen und parallel, dabei die Ferse nach hinten schieben und die Zehenspitzen zum Körper ziehen. Der Bauch ist angespannt und die Schultern und Ellbogen ziehen nach hinten.

VARIANTE: Wenn die Gebetshaltung nicht eingenommen werden kann, ist es leichter, die Hände an den Ellbogen zu positionieren (siehe Abbildung 2 und 3).

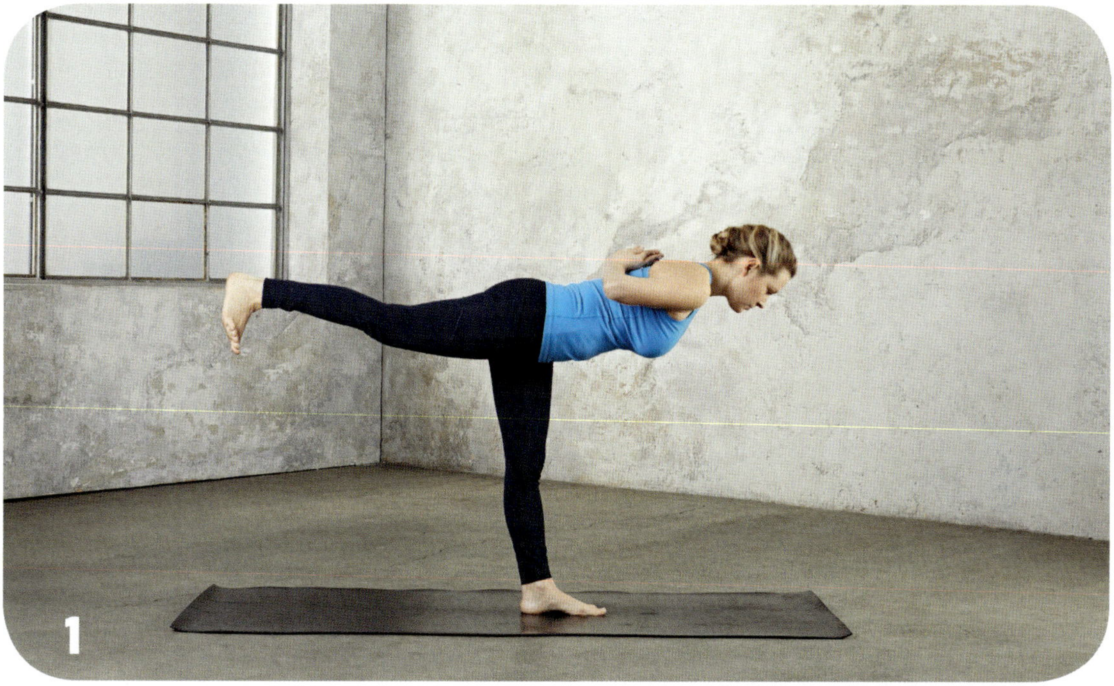
1

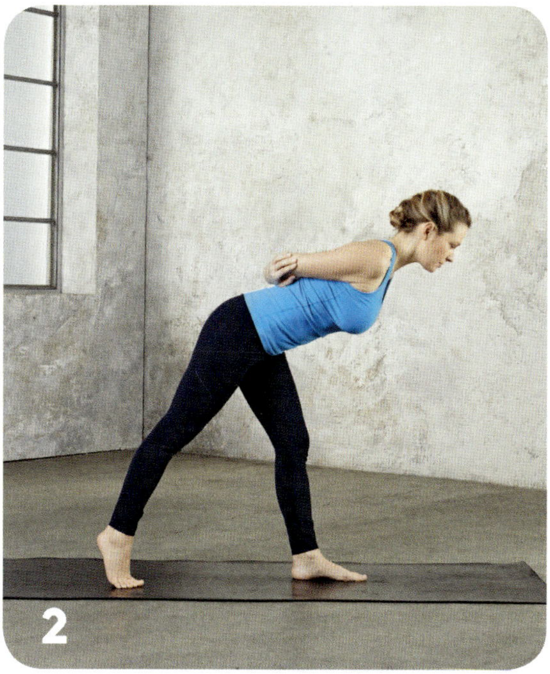
2

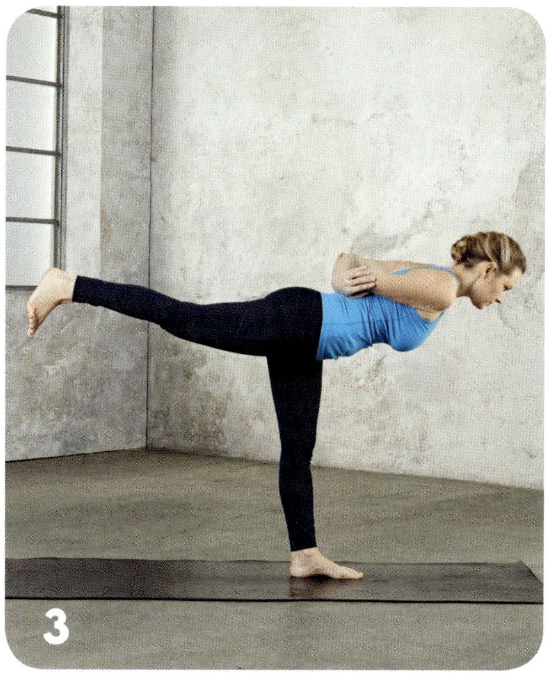
3

PYRAMIDE

1. In einem kleinen Ausfallschritt beide Fersen fest auf dem Boden positionieren, die Beine gestreckt und die Hüfte parallel halten. Die Hände an die Hüfte legen und die Schultern nach hinten ziehen (siehe Abbildung 1).
2. Mit der Ausatmung den Oberkörper langziehen und die Hüfte des vorderen Beines nach hinten schieben, dabei die Hände auf den Boden legen (siehe Abbildung 2).
3. Fünf Atemzüge bleiben und dann die Seite wechseln.

WICHTIG: Beide Fersen müssen fest auf dem Boden stehen bleiben, dabei ist der hintere Fuß leicht ausgedreht. Die Beine bleiben immer gestreckt, auch wenn der Schritt kleiner ausfallen muss und der Oberkörper nicht so weit nach vorn geneigt werden kann.

VARIANTE: Wenn die Rückseite des Körpers noch sehr kurz ist, kann der Ausfallschritt kleiner gemacht werden. Die Hände können auf Klötze gelegt werden oder auch an der Hüfte bleiben.

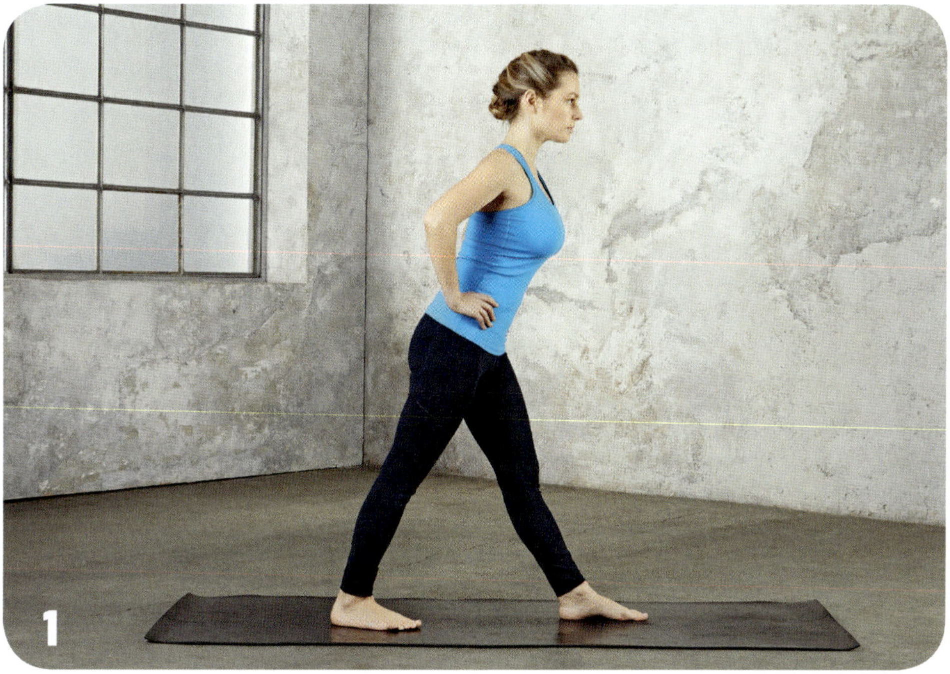
1

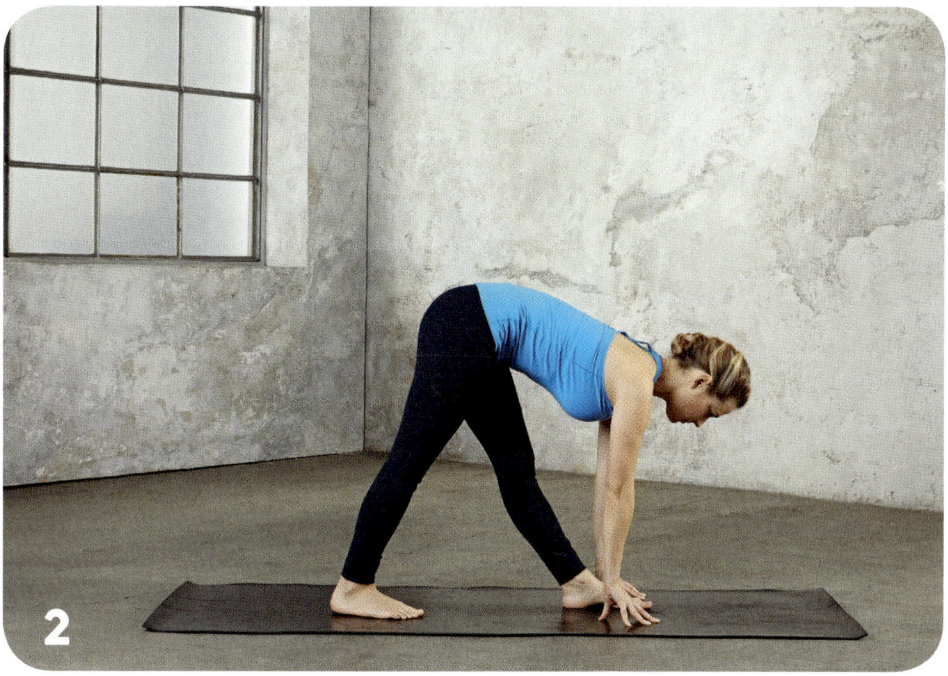
2

SITZENDE GRÄTSCHE

1. Im Grätschsitz fest mit beiden Pobacken auf dem Boden sitzen, ein Bein anwinkeln und das andere Bein so weit wie möglich nach außen strecken, den Fuß mit der Hand greifen (siehe Abbildung 1).
2. Den Arm über den Kopf ziehen und gleichzeitig den Oberkörper aufdrehen, die Position drei Atemzüge lang halten (siehe Abbildung 2).
3. Danach die Seite wechseln.

WICHTIG: Der Rücken bleibt immer lang. Wer das nicht schafft, sollte auf die Hilfsmittel der Variante zurückgreifen, um in der korrekten Position zu sein.

VARIANTE: Zur Unterstützung auf ein Kissen setzen und/oder ein Handtuch als Verlängerung der Hände benutzen.

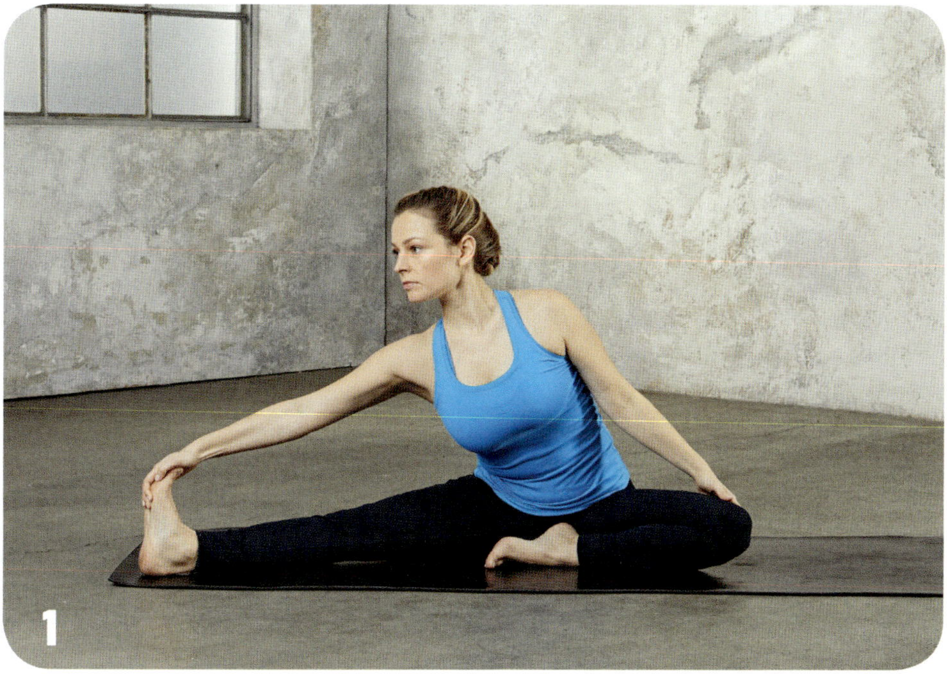
1

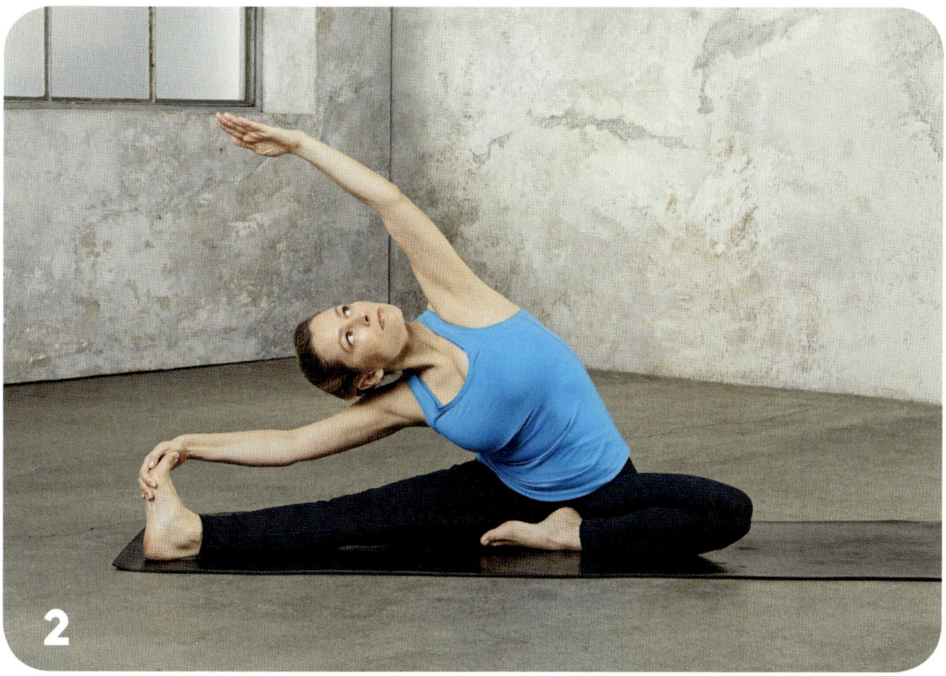
2

METABOLIC BOOSTER

LEVEL 3

Die Herzfrequenz wird nach oben gebracht, indem unterschiedliche Intervalle mit Sprüngen stattfinden und dazwischen Übungen für möglichst viele Muskelgruppen gleichzeitig durchgeführt werden. Metabolic Booster ist das Programm mit der größten Herausforderung an das Herz-Kreislauf-System; gleichzeitig wirkt es auch intensiv auf die gesamte Muskulatur. So wird der Stoffwechsel maximal angekurbelt, und das Programm hat auch garantiert einen großen Nachbrenneffekt.

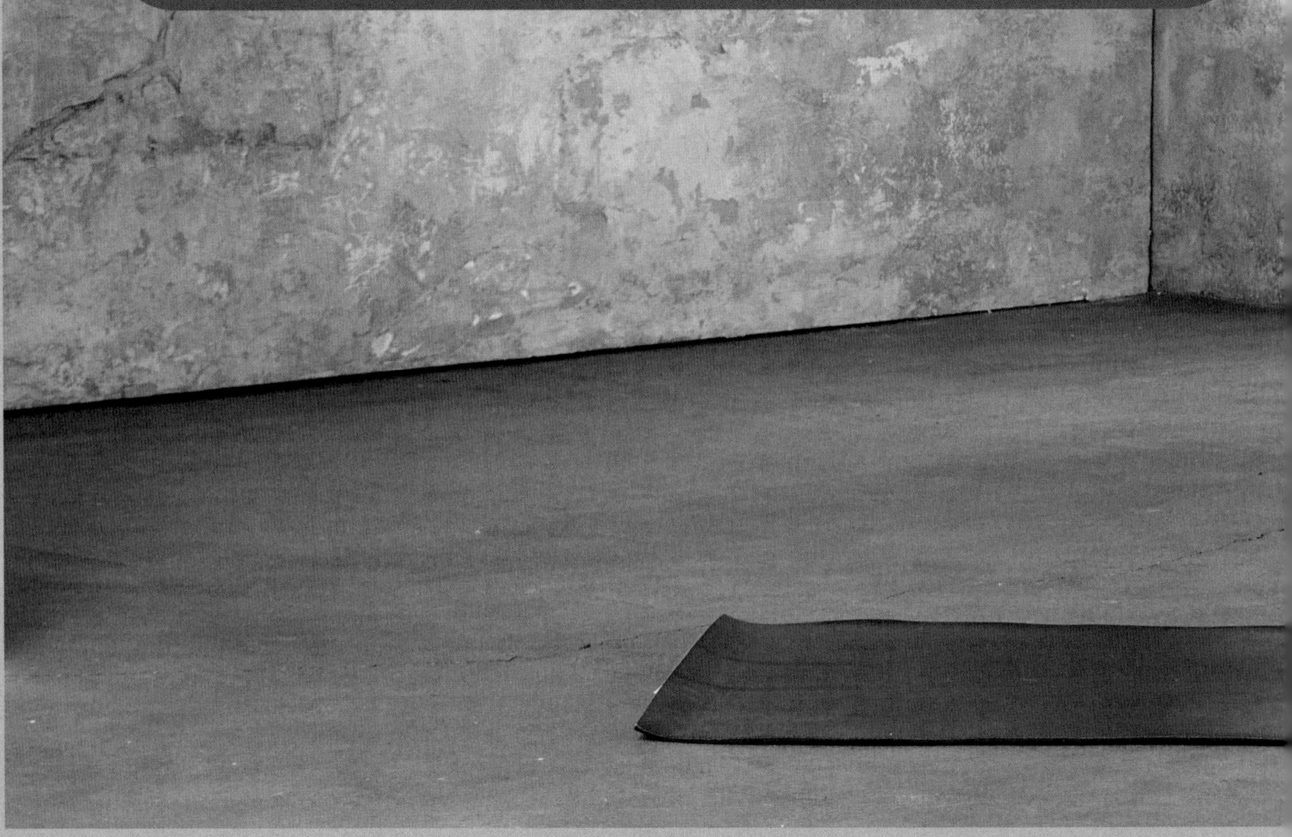

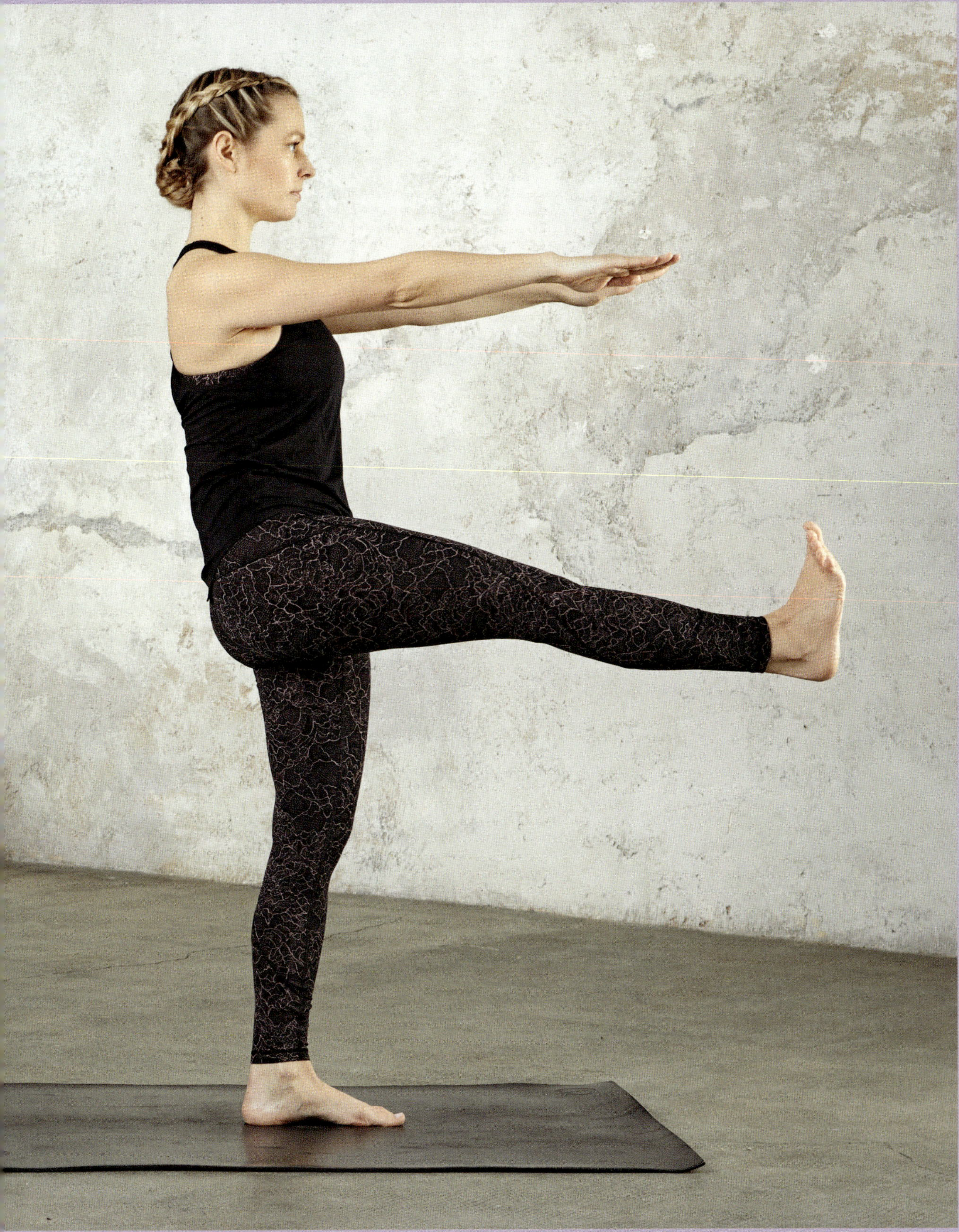

AUFWÄRMEN

1. In die Vierfüßlerposition kommen, dabei die Knie unter den Hüften und die Arme unter den Schultern positionieren, die Finger zeigen nach hinten (siehe Abbildung 1).
2. Den Oberkörper fünfmal in jede Richtung über die Arme hinweg kreisen lassen, dann die Position der Finger nach vorne ausrichten (siehe Abbildung 2) und nochmals fünf Kreise in jede Richtung mit dem Oberkörper malen.
3. Die Fingerspitzen fest in den Boden drücken und den Po nach hinten-oben schieben zum hinabschauenden Hund (siehe Abbildung 3).
4. Die Fersen abwechselnd zehnmal Richtung Boden drücken, dabei dürfen Hüfte und Po sanft mitbewegt werden.

WICHTIG: Der Kopf befindet sich immer in Verlängerung des Rückens und die Schultern sind nach unten gezogen.

VARIANTE: Bei Problemen mit den Handgelenken können Klötze unter die Hände gelegt werden.

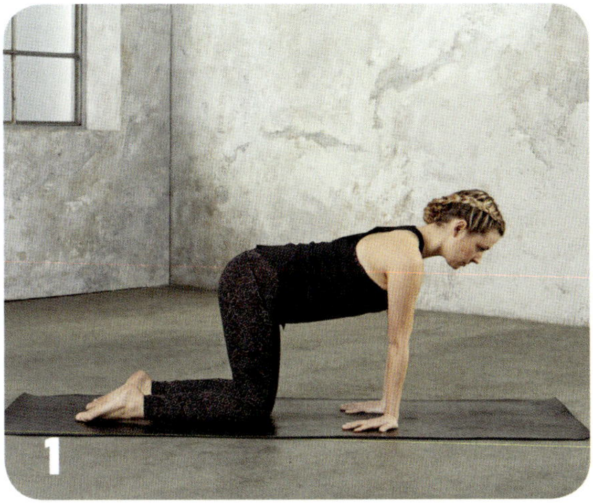

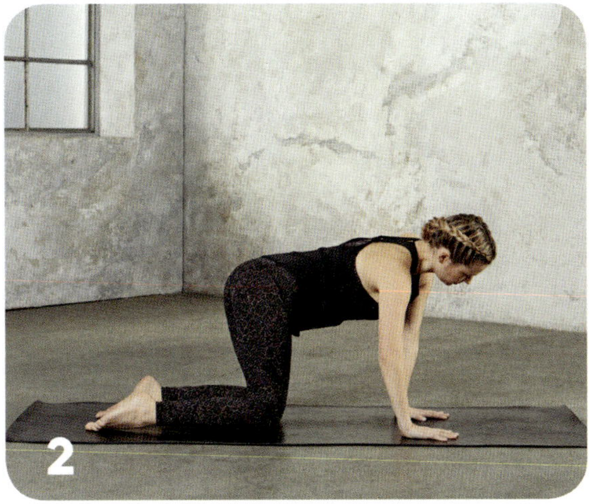

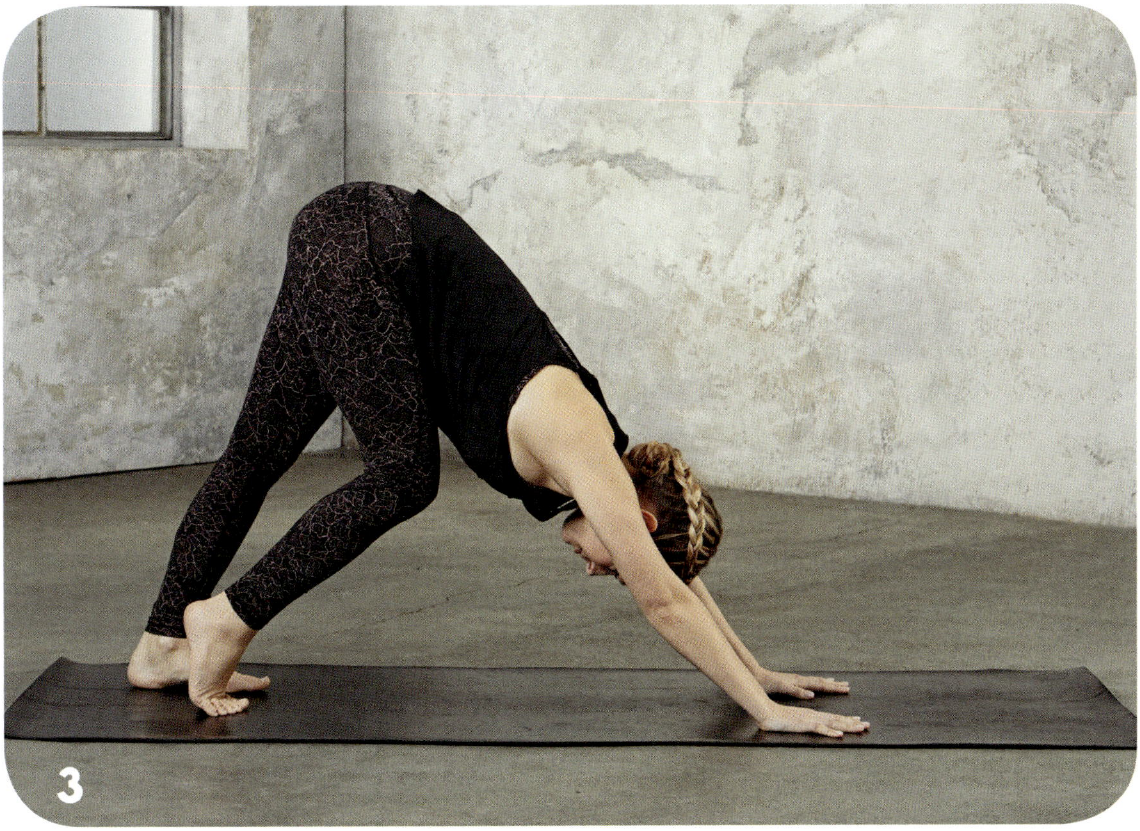

HAND-UND-KNIE-GRUSS

1. Vom hinabschauenden Hund die Knie bis knapp über den Boden bringen, die Arme befinden sich unter den Schultern [siehe Abbildung 1].
2. Mit der Ausatmung den Fuß und die gegenüberliegende Hand vom Boden lösen und mit der Hand kurz das Knie berühren [siehe Abbildung 2].
3. Beim Einatmen langsam Fuß und Hand zurück auf den Boden legen und die Übung zur anderen Seite durchführen.
4. Die Übung auf jeder Seite fünfmal wiederholen.

WICHTIG: Das Becken soll während der Übung möglichst ruhig bleiben und der Schultergürtel stabil. Deshalb muss das Brustbein zur Decke gedrückt werden und darf nicht nach unten durchhängen. Der Nabel wird zur Wirbelsäule gezogen.

VARIANTE: Die Übung wird leichter, wenn der Po und die Knie etwas höher schweben. Eine kurze Pause im hinabschauenden Hund ist natürlich auch erlaubt.

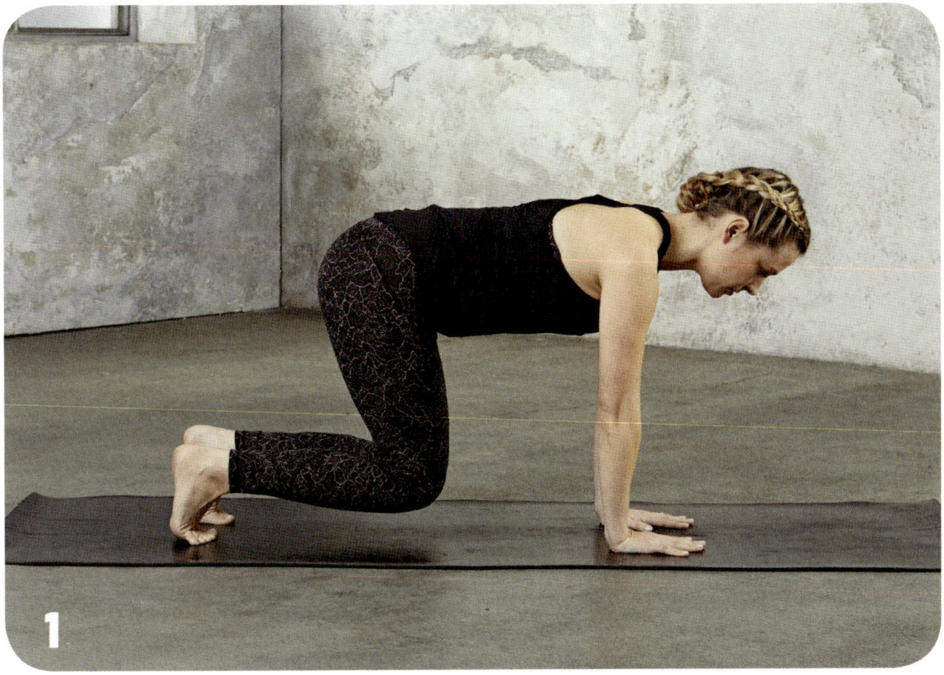

1

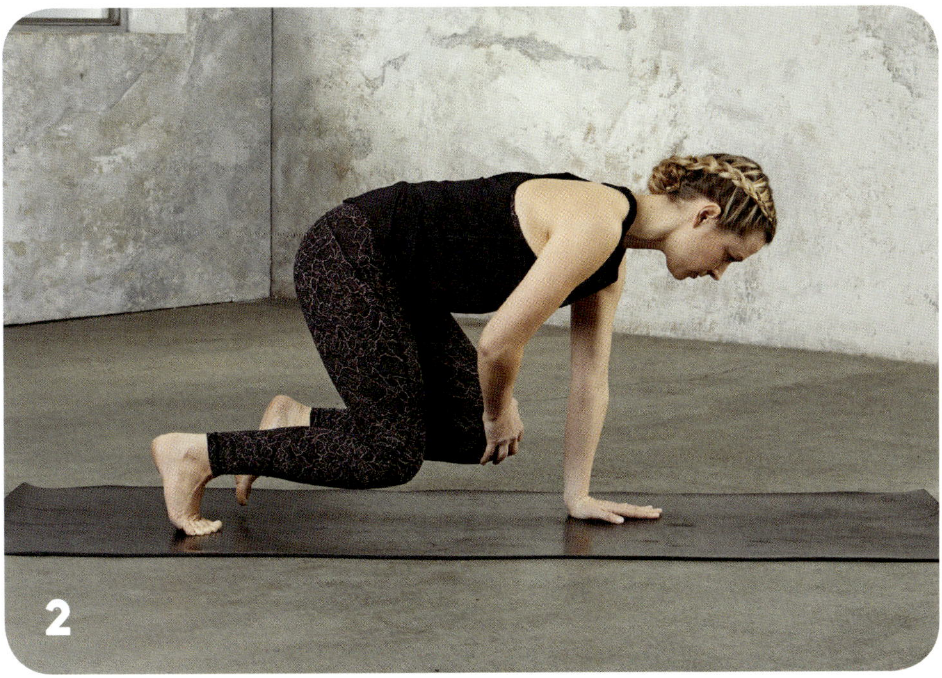

2

KNIESTAND UND STUHL

1. Im hüftbreiten Kniestand den Oberkörper durch die Bauchspannung aufrichten [siehe Abbildung 1].
2. Mit der Einatmung nacheinander die Füße aufsetzen [siehe Abbildung 2], dabei die Arme über die Seite nach oben bewegen und in der Stuhlposition für einen Atemzug bleiben [siehe Abbildung 3].
3. Mit der Ausatmung in die Ausgangsposition zurückkehren und mit dem anderen Fuß beginnend wieder nach oben zum Stuhl kommen.
4. Die Übung fünfmal auf jeder Seite wiederholen.

WICHTIG: Ohne Schwung, aber mit Spannung nach oben und unten kommen. Im Stuhl ist das Gewicht auf den Fersen und der Rücken bildet mit dem Kopf eine Linie.

VARIANTE: Bei empfindlichen Knien ein gerolltes Handtuch oder ein dickes Kissen unterlegen.

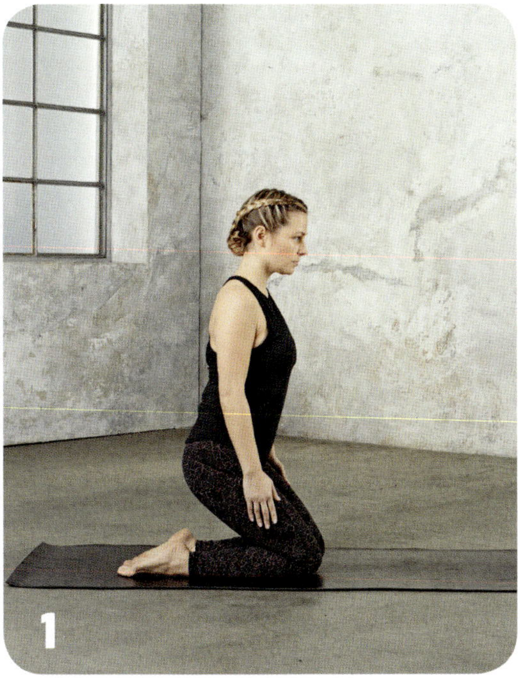
1

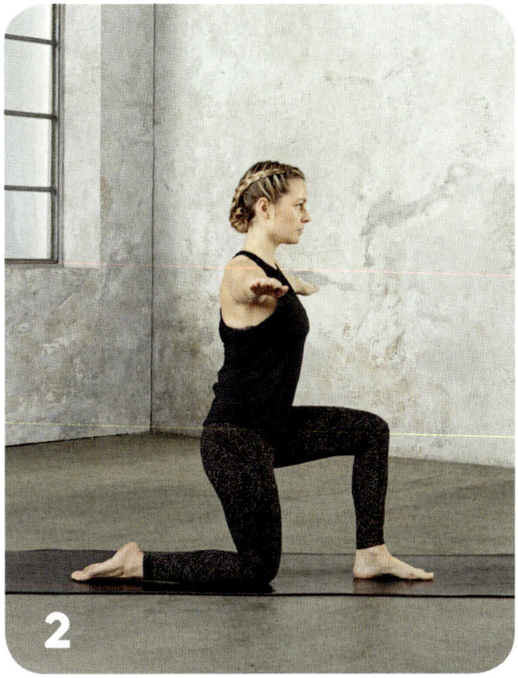
2

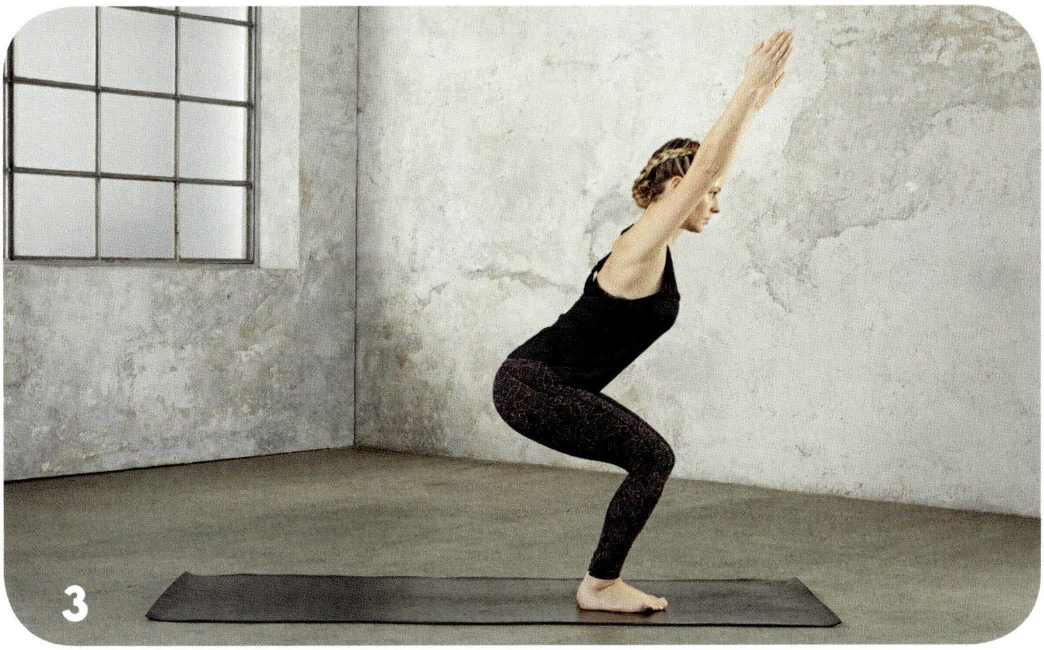
3

ZUMO-SPRÜNGE

1. Mit nach außen gedrehten Füßen etwas mehr als schulterbreit stehen. Die Beine sind dabei tief gebeugt und die Hände vor der Brust aneinandergelegt (siehe Abbildung 1).
2. Mit der Ausatmung und gestreckten Armen so hoch wie möglich nach oben springen (siehe Abbildung 2) und sanft wieder in der Ausgangsposition landen.
3. Einen Atemzug bleiben und insgesamt zehnmal nach oben springen.

WICHTIG: Alle Sprünge müssen kontrolliert und sanft durchgeführt werden, sodass man das Aufsetzen der Füße nicht hört und die Füße und Knie wieder nach außen zeigen. Lieber weniger Sprünge machen, dafür den Körper perfekt ausgerichtet halten.

VARIANTE: Wenn keine Sprünge möglich sind, kann auch nur auf die Zehenspitzen hoch geschwungen werden.

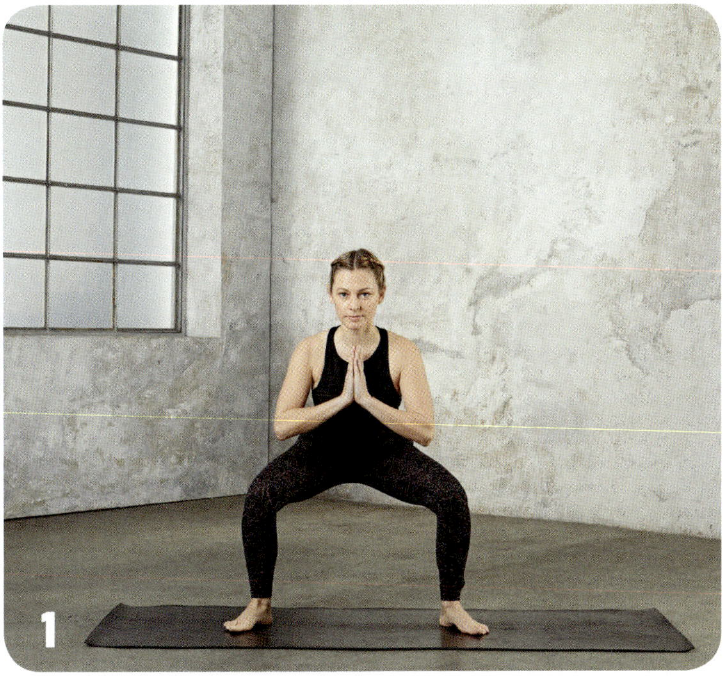

1

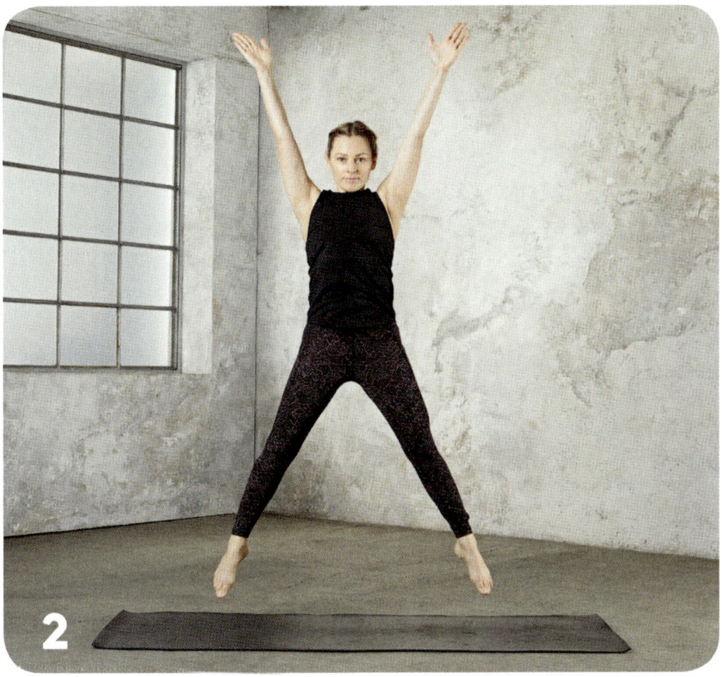

2

VORBEUGE UND KRIEGER 1

1. Mit hüftbreit parallelen Füßen den Oberkörper nach vorn und unten beugen (siehe Abbildung 1). Die Beine bleiben dabei möglichst gestreckt, die Finger können den Boden berühren, auf Klötzen liegen oder auf den Beinen.
2. Mit der Einatmung die Beine beugen und den Rücken lang machen (siehe Abbildung 2), die Hände bleiben dabei auf ihrer Position.
3. Ausatmen und in der Position bleiben, mit der nächsten Einatmung einen großen Schritt nach hinten in die Krieger-1-Position machen, der Fuß ist etwa 45 Grad eingedreht und die Arme sind angehoben (siehe Abbildung 3).
4. Einen Atemzug bleiben, einatmend den Körper aufrichten und die Arme nach oben strecken (siehe Abbildung 4) und ausatmend zurück in die Ausgangsposition kommen und die Seite wechseln.
5. Pro Seite fünf Durchgänge machen.

WICHTIG: In der Krieger-Position bleibt die Hüfte parallel und der Druck ist auf der Außenkante des hinteren Fußes. Der Rücken darf in keiner Position ins Hohlkreuz fallen, sondern wird von der Bauchspannung gehalten.

VARIANTE: Bei starken Verkürzungen auf der Rückseite der Beine die Klötze möglichst hoch stellen oder die Hände auf den Oberschenkeln ablegen.

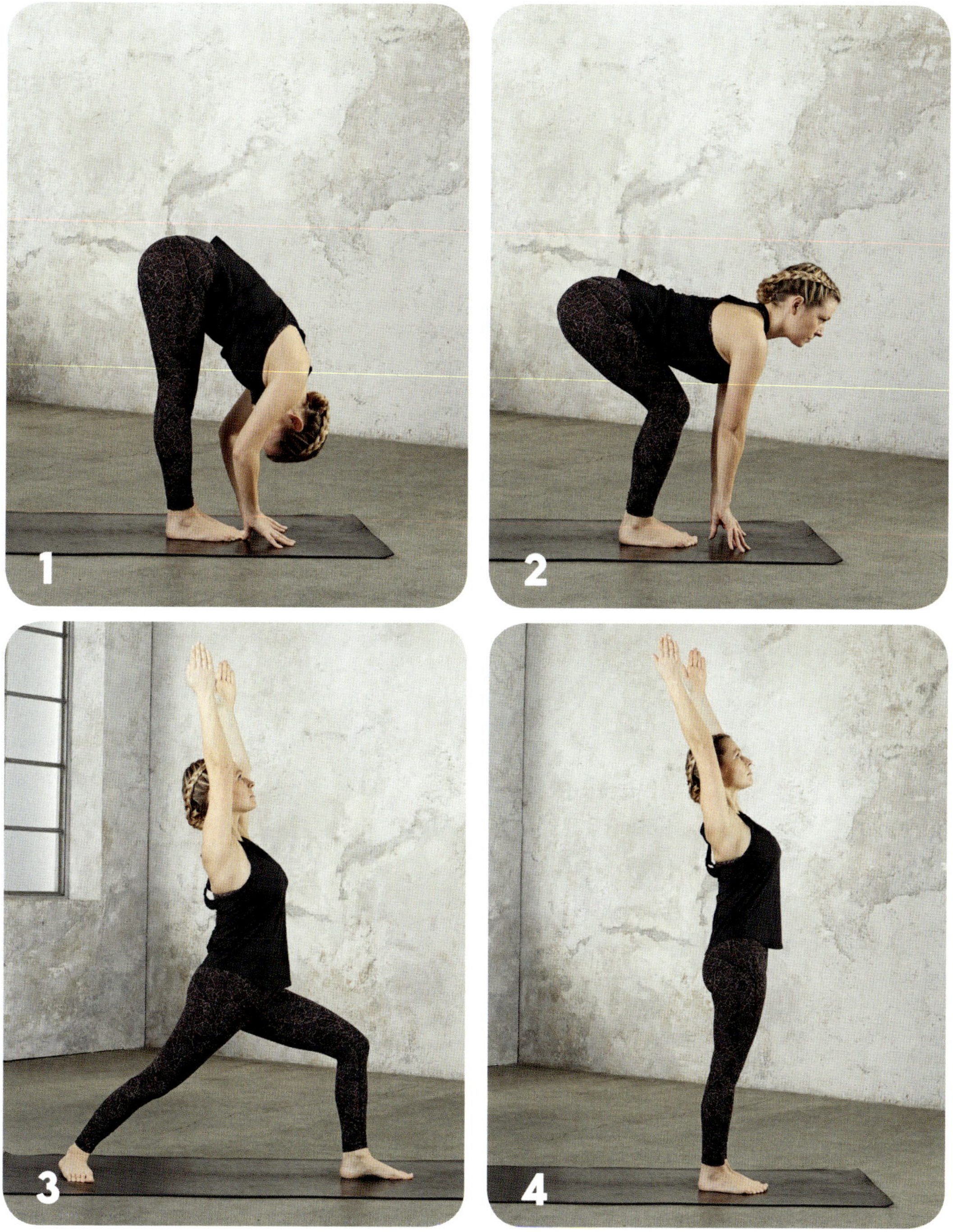
1
2
3
4

SCHERENSPRÜNGE

1. In die Position des hinabschauenden Hundes kommen (siehe Abbildung 1), dabei die Fersen vom Boden abgehoben lassen und die Beine leicht beugen. Der Kopf und die Schultern sind entspannt.
2. Zehnmal abwechselnd die Beine wie eine Schere vor und zurück springen lassen (siehe Abbildung 2 und 3). Dabei locker federn und den Po mit bewegen.

WICHTIG: Die Sprünge sanft und leise abfedern, dabei die Knie immer leicht gebeugt halten. Kopf und Schultern dürfen sich nicht verspannen.

VARIANTE: Wenn Sprünge nicht machbar sind, einfach die Füße abwechselnd nach vorn tippen lassen.

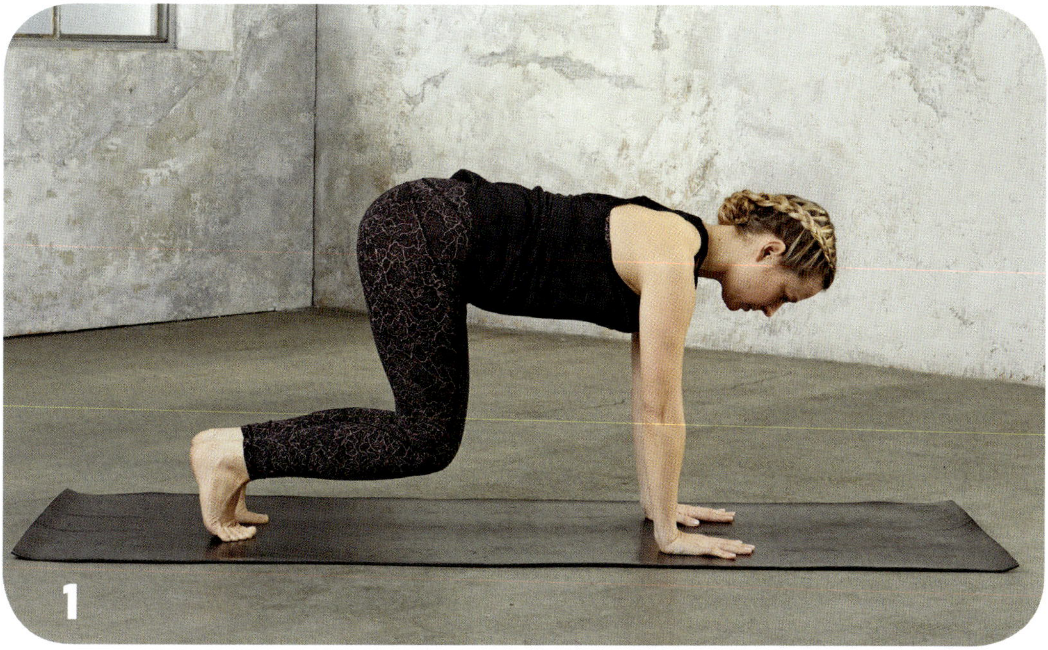

1

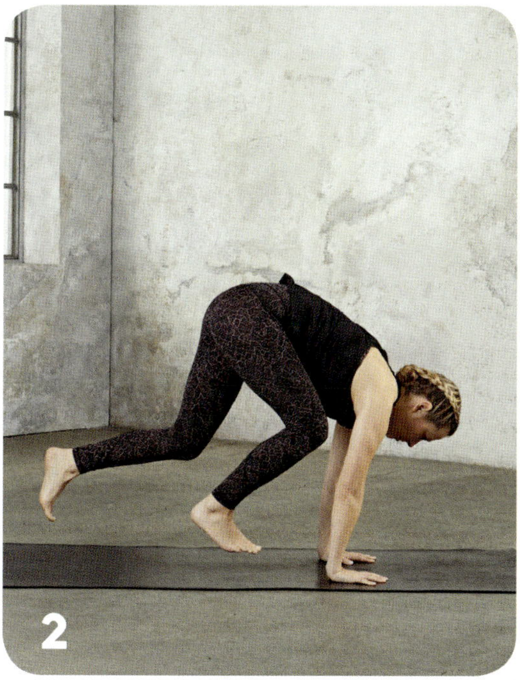

2

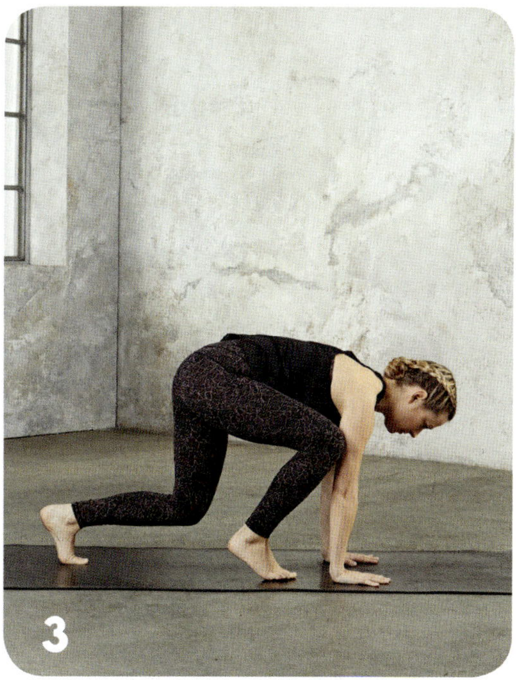

3

AUSFALLSCHRITTVARIANTEN

1. In einen großen Ausfallschritt mit der hinteren Ferse in der Luft kommen, die Fingerspitzen neben die Zehen auf den Boden aufstellen (siehe Abbildung 1). Den Rücken dabei möglichst lang lassen und den Druck auf der vorderen Ferse deutlich spüren.
2. Mit der Einatmung nach vorn tippen (siehe Abbildung 2), mit der Ausatmung in die Ausgangsposition zurückkommen (siehe Abbildung 3).
3. Die nächste Einatmung zum Anheben des Oberkörpers nutzen (siehe Abbildung 4) und mit der Ausatmung zurück in die Ausgangsposition kommen.
4. Fünfmal wiederholen, dann die Seite wechseln.

WICHTIG: Die Hüfte muss immer gerade sein und darf nicht zur Seite ausweichen; ebenso muss das vordere Knie über dem Sprunggelenk bleiben. Die hintere Ferse ist immer angehoben und parallel.

VARIANTE: Zur Erleichterung können die Hände auf Klötze positioniert werden.

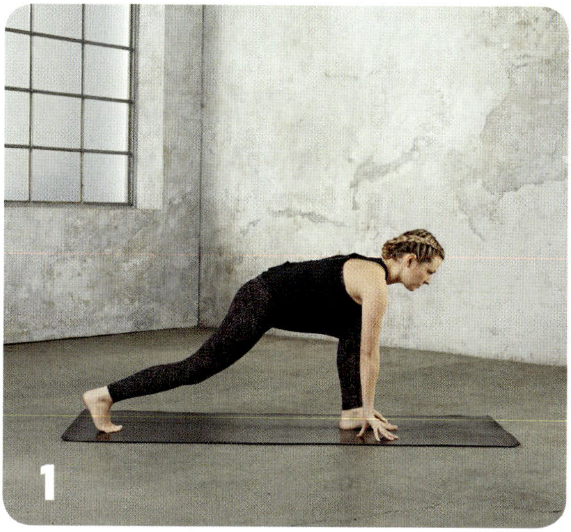
1

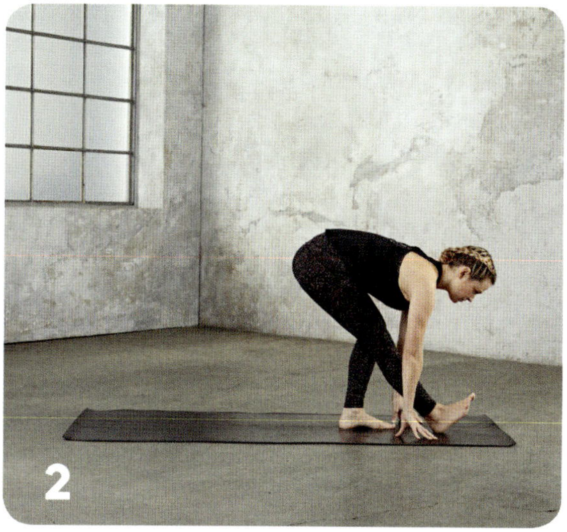
2

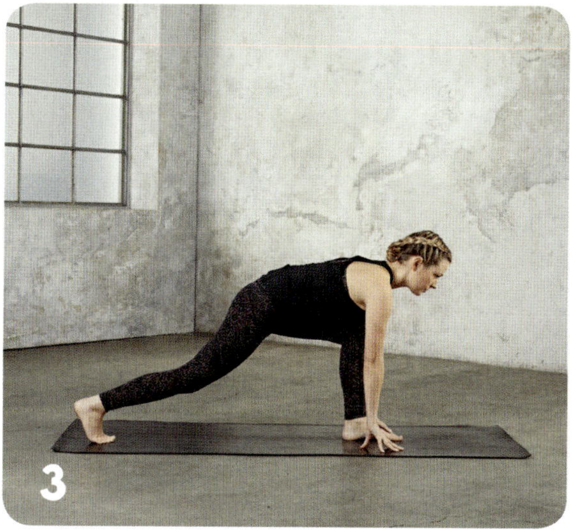
3

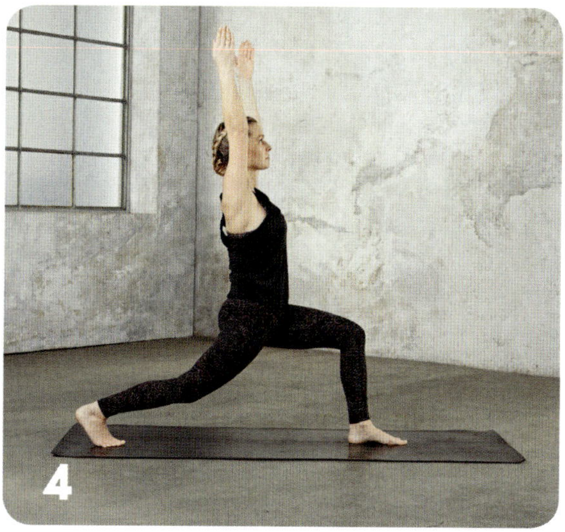
4

BERGSTEIGER

1. In eine Liegestützposition mit den Armen unter den Schultern kommen. Dabei befindet sich die Hüfte auf Schulterhöhe und die Füße sind hüftbreit aufgestellt (siehe Abbildung 1).
2. Zehnmal abwechselnd im Sprung die Knie nach vorn ziehen und weich gefedert wieder absetzen. Die Bewegung soll möglichst dynamisch und trotzdem sanft sein (siehe Abbildung 2), der Atem fließt.

WICHTIG: Die Hände müssen unterhalb der Schultern positioniert bleiben und der Kopf in der Verlängerung des Rückens. Den Bauch so fest angespannt lassen, dass der Rücken stabil bleibt.

VARIANTE: Wenn keine Sprünge durchgeführt werden dürfen, können die Knie abwechselnd ohne Sprung nach vorn zur Brust gezogen werden. Bei Schulterproblemen Klötze unter die Hände legen.

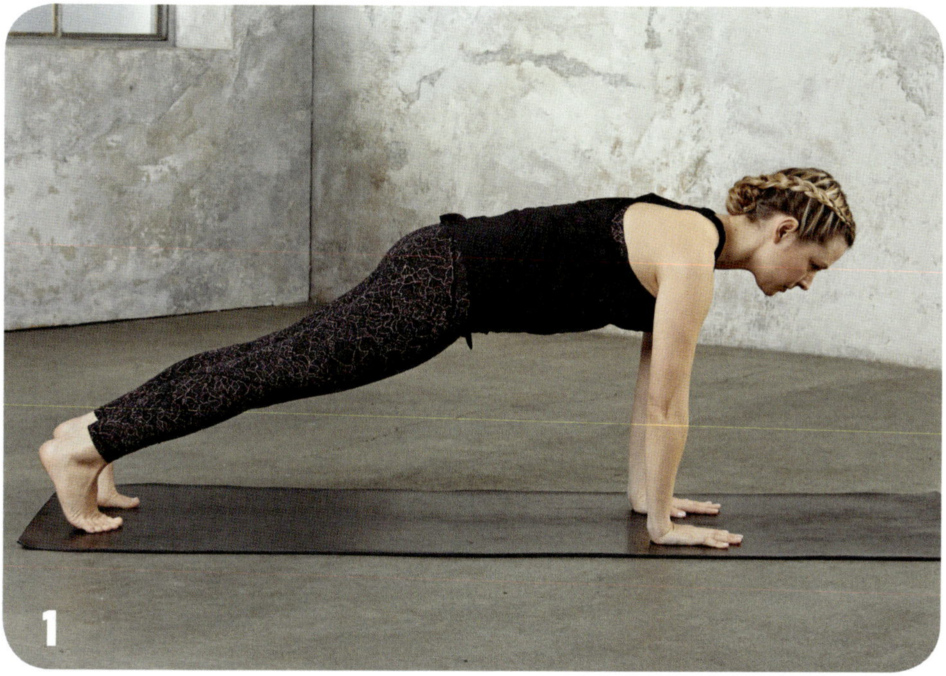
1

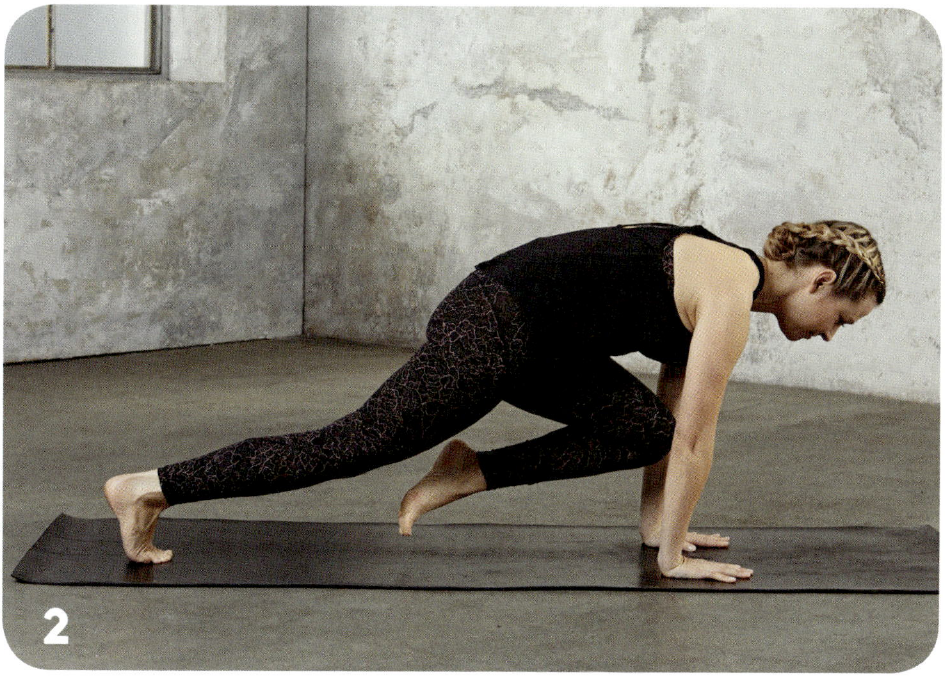
2

KRIEGER 2 UND EINBEINIGE KNIEBEUGE

1. Im Krieger 2 eineinhalb Beinlängen Platz für die Füße lassen, dabei ist der hintere Fuß mit den Zehen nach außen gedreht, ebenso die hintere Hüfte. Die Arme knapp unter Schulterhöhe mit gestreckten Fingern ausbreiten und das vordere Bein auf etwa 90 Grad gebeugt halten (siehe Abbildung 1).
2. Mit der Einatmung das hintere Bein und den hinteren Arm nach vorn ziehen, die Balance finden und einen Atemzug bleiben (siehe Abbildung 2).
3. Mit der nächsten Ausatmung langsam das Standbein beugen (siehe Abbildung 3) und einatmend wieder nach oben in die Balance kommen.
4. Ausatmen und das Bein zurück in die Ausgangsposition des Kriegers bringen.
5. Fünfmal wiederholen, dann die Seite wechseln.

WICHTIG: Im Krieger 2 dürfen die Knie nicht nach innen fallen. Wenn nötig, kannst du die Position weniger tief ausführen. Dasselbe Prinzip gilt bei der einbeinigen Kniebeuge: Das Standbeinknie muss immer hinter den Fußspitzen bleiben, die Bewegung muss entsprechend präzise ausgeführt werden, dabei ist der Druck mehrheitlich auf der Ferse.

VARIANTE: Bei verkürzten Rückseiten der Beine kann das schwebende Bein auch leicht gebeugt bleiben.

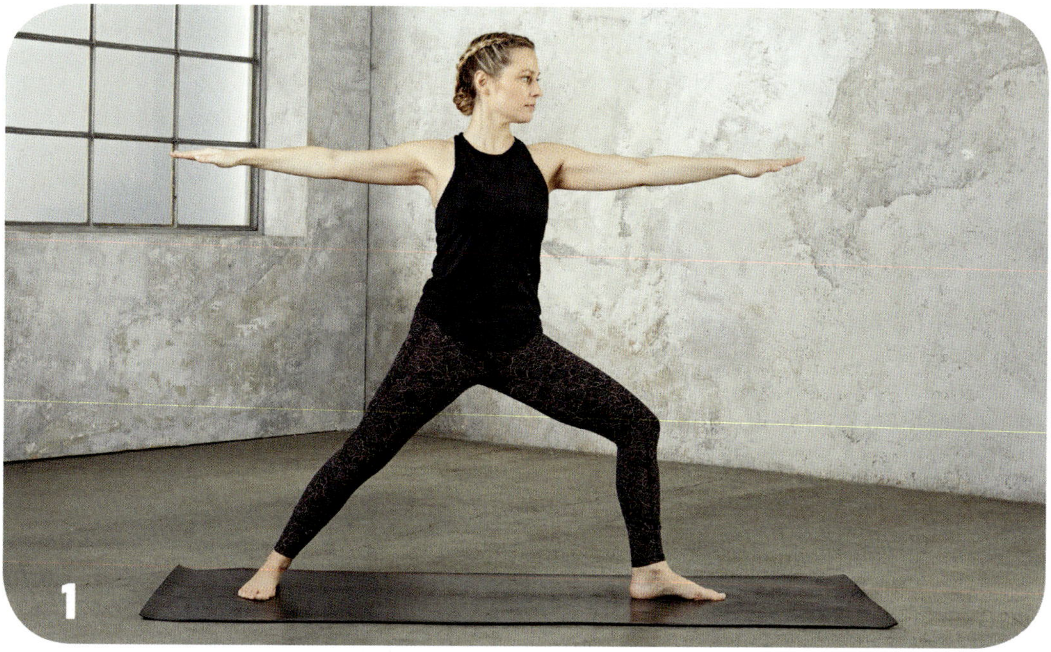
1

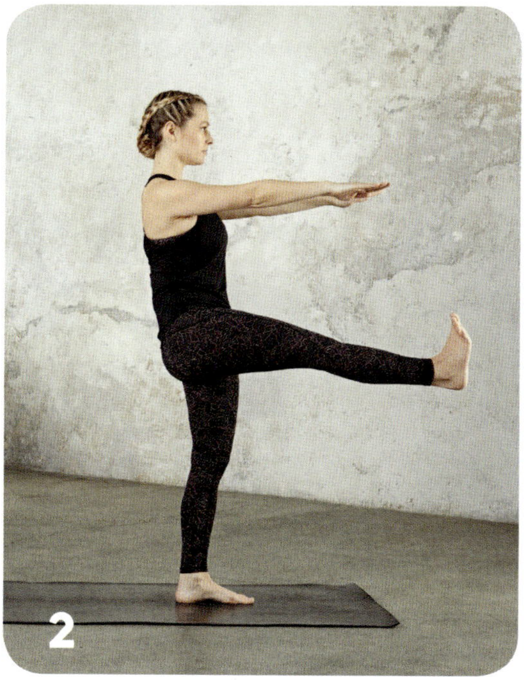
2

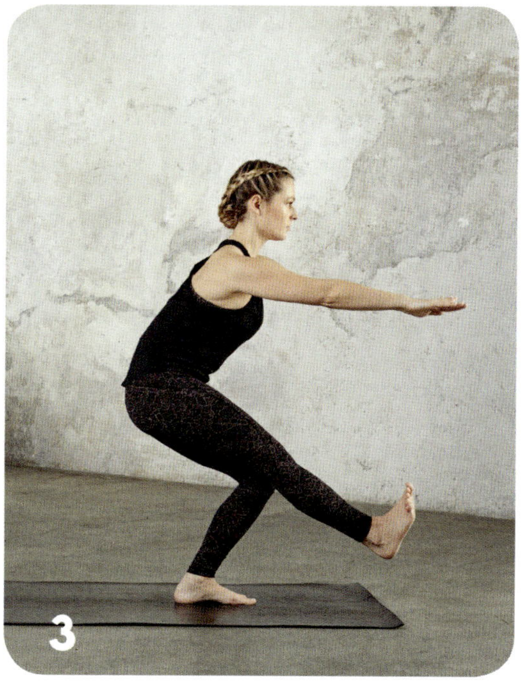
3

HAMPELMANN

1. In eine Liegestützposition mit den Armen unter den Schultern kommen. Dabei befindet sich die Hüfte auf Schulterhöhe und die Füße sind hüftbreit aufgestellt (siehe Abbildung 1).
2. Im Sprung die Beine zehnmal öffnen und schließen (siehe Abbildung 2), dabei den Bauch fest anspannen und den Atem fließen lassen. Die Schultern bleiben über den Handgelenken stabil, der Po darf sanft mitschwingen.

WICHTIG: Zwischen den Schulterblättern nicht einsinken! Die Sprünge sind dynamisch, aber kontrolliert und werden mit Körperspannung ausgeführt.

VARIANTE: Die Übung kann durch abwechselndes seitliches Tippen auch ohne Sprünge ausgeführt werden. Eine Erleichterung für die Handgelenke sind Klötze unter den Händen.

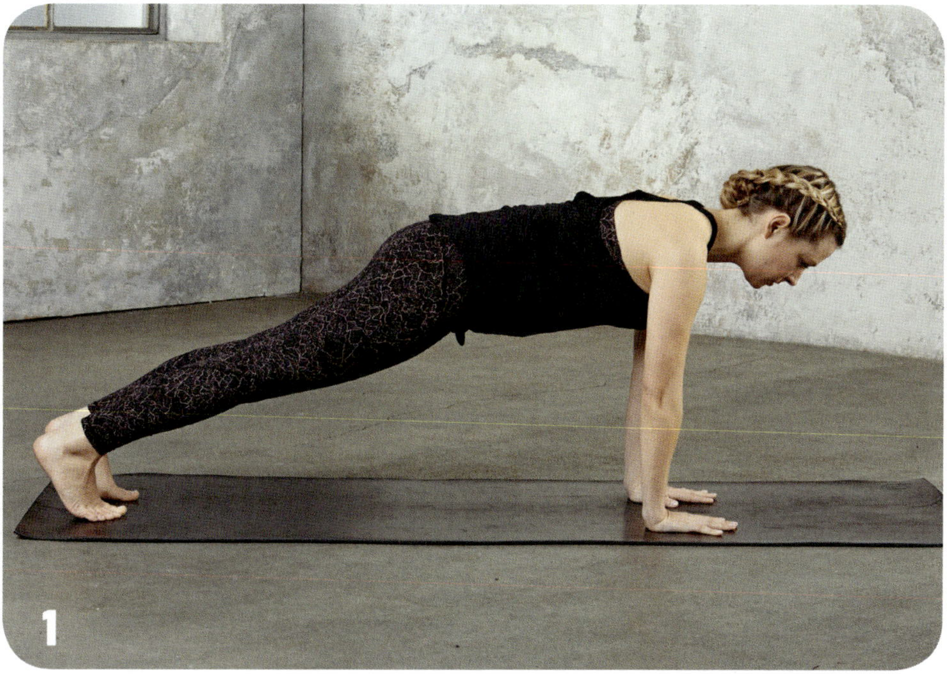
1

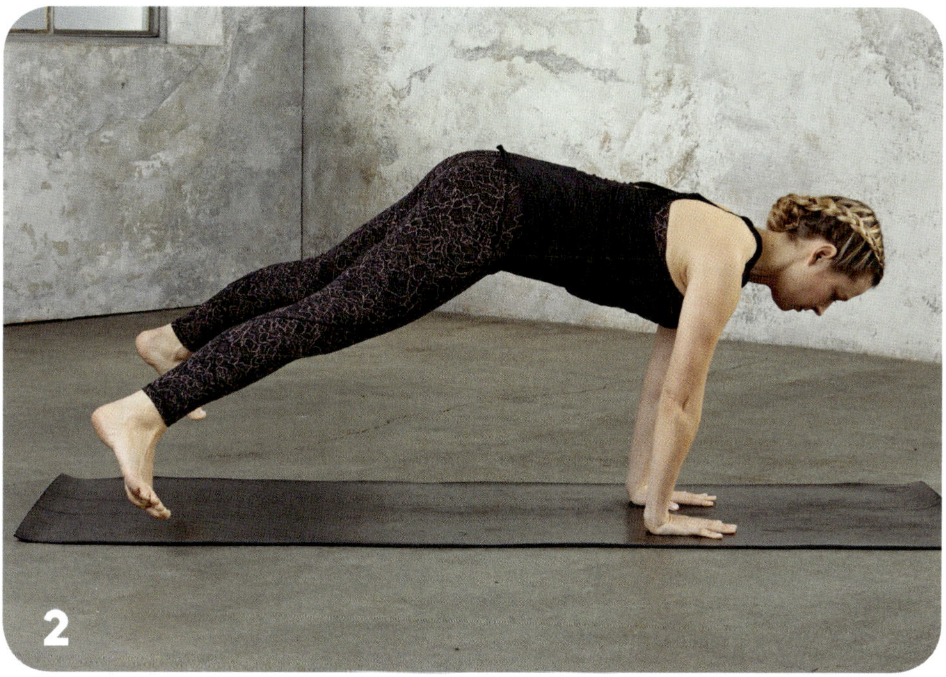
2

SKATEN

1. Mit hüftbreiten Füßen aufrecht stehen, die Arme nach oben ausstrecken und den Bauch anspannen (siehe Abbildung 1).
2. Einatmen und mit der Ausatmung ein Bein nach hinten mit einem großen Schritt überkreuzen; dabei kommt die Hand mit auf den Boden und der andere Arm zeigt schräg nach oben (siehe Abbildung 2).
3. Mit der Einatmung zurück in die Ausgangsposition kommen und die Bewegung zur anderen Seite ausführen.
4. Jede Seite fünfmal überkreuzen lassen, nach dem letzten Skaten in die aufrechte Position zurückkommen.

WICHTIG: Der Druck ist immer auf der Ferse des vorderen Fußes, sodass das Knie hinter den Fußspitzen bleiben kann. Die gesamte Bewegung kommt aus der Kraft von Beinen und Po sowie des Bauches, aber nicht aus dem Rücken. Deshalb muss das Brustbein auch etwas höher als der Po sein.

VARIANTE: Zur Vereinfachung kann die Hand anstatt auf den Boden nur auf ein oder zwei Klötzen positioniert werden oder auch nur der Unterarm auf dem Oberschenkel (siehe Abbildung 3).

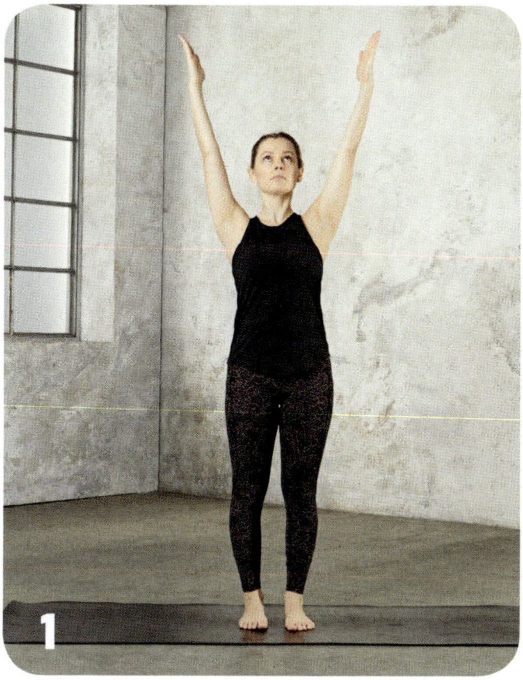
1

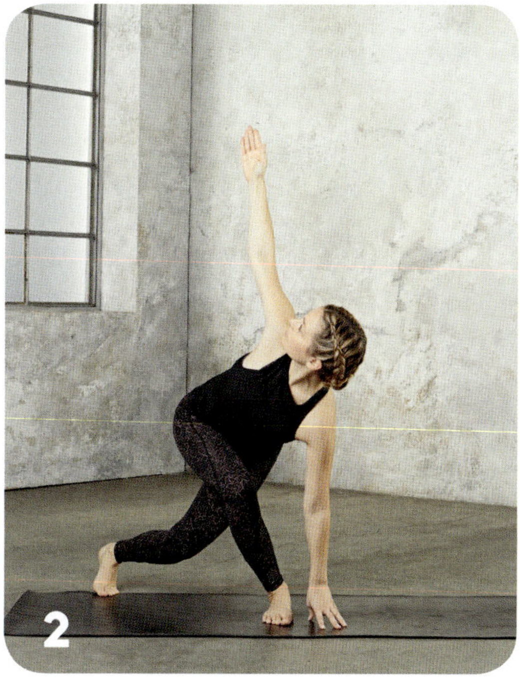
2

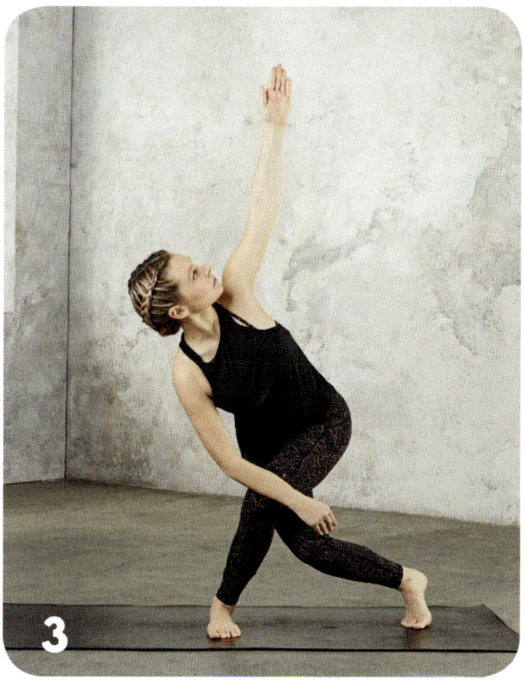
3

HIT

LEVEL 3

Der Name ist Programm: High Intensity Training. Ein anspruchsvolles Ganzkörpertraining, bei dem jede Übung möglichst viele Muskelgruppen umfasst und schnell zwischen den Positionen gewechselt wird. Dadurch gibt es keine Ruhephasen, sondern lediglich eine Verschiebung des Schwerpunktes und Kontinuität in der Intensität.

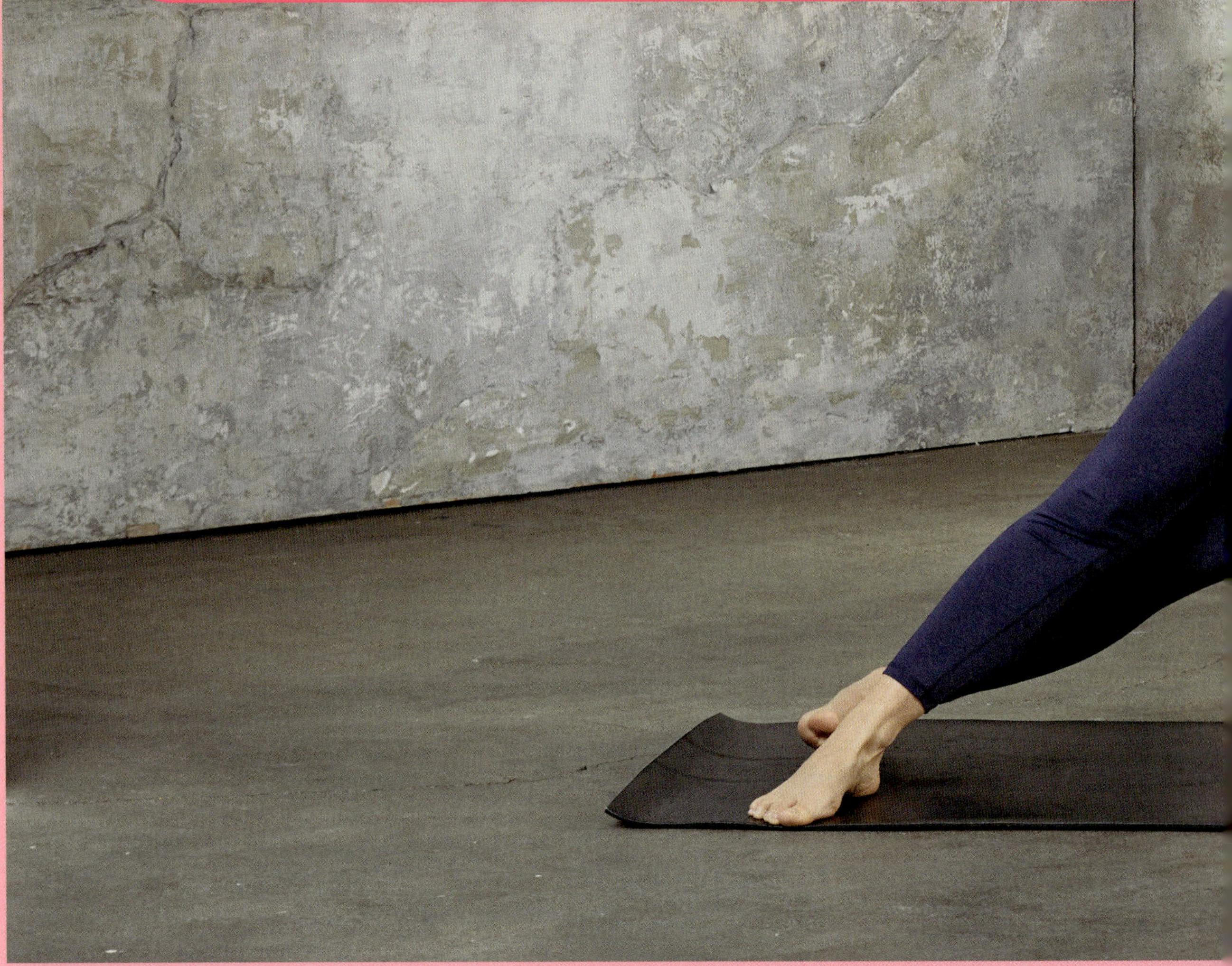

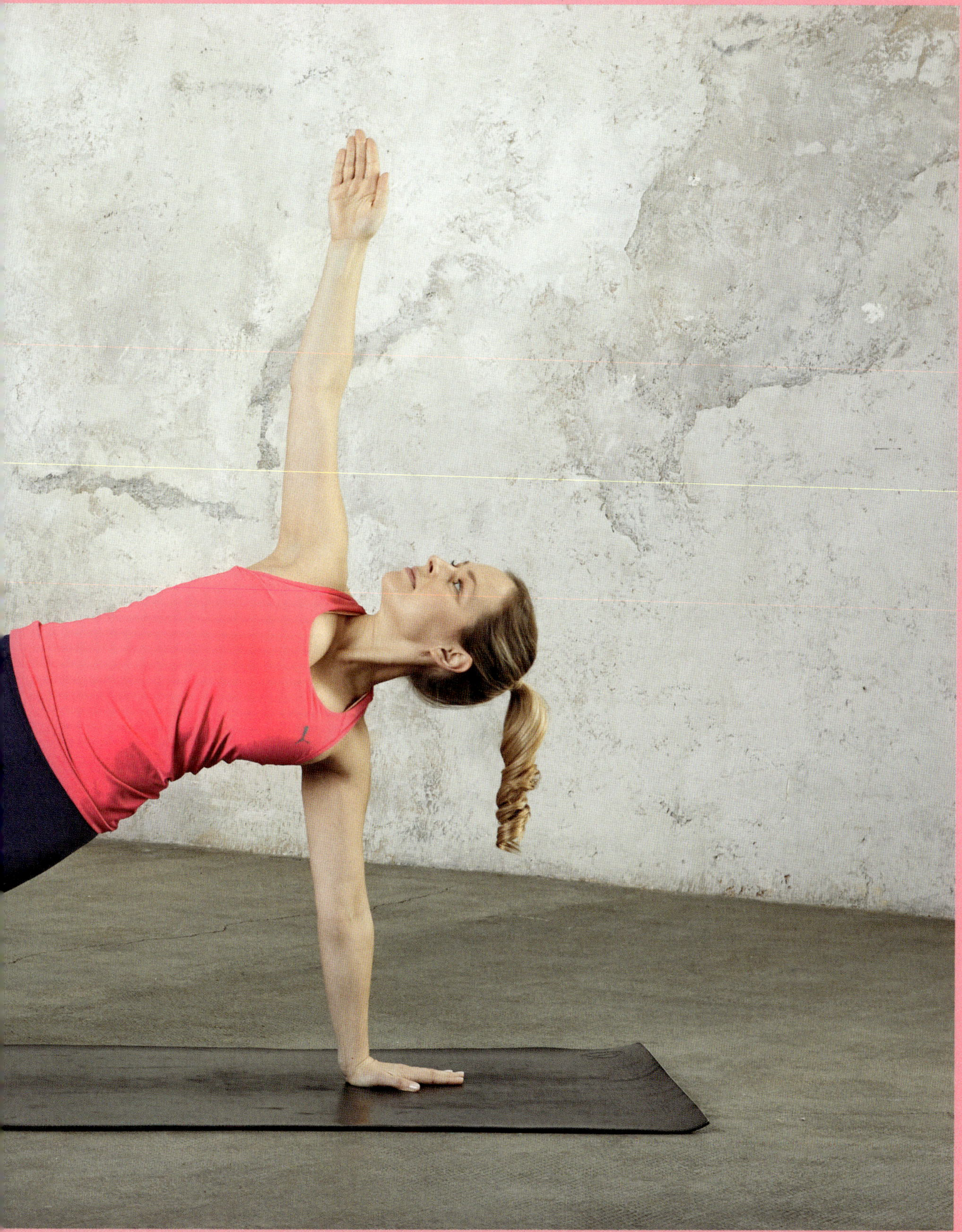

AUFWÄRMEN

1. Mit hüftbreiten Beinen aufrecht stehen und die Arme nach oben ausstrecken, der Bauchnabel ist nach innen gezogen und die Schultern nach unten (siehe Abbildung 1).
2. Langsam den Oberkörper nach unten abrollen, die Beine können je nach Beweglichkeit leicht gebeugt oder gestreckt sein (siehe Abbildung 2).
3. Mit den Händen nach vorn in den Liegestütz (siehe Abbildung 3) gehen, zurücklaufen und in die Ausgangsposition zurückkehren.
4. Zehnmal wiederholen.

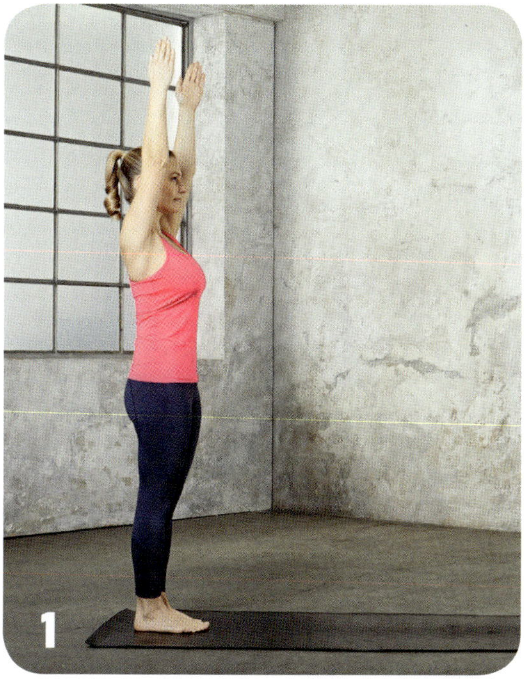
1

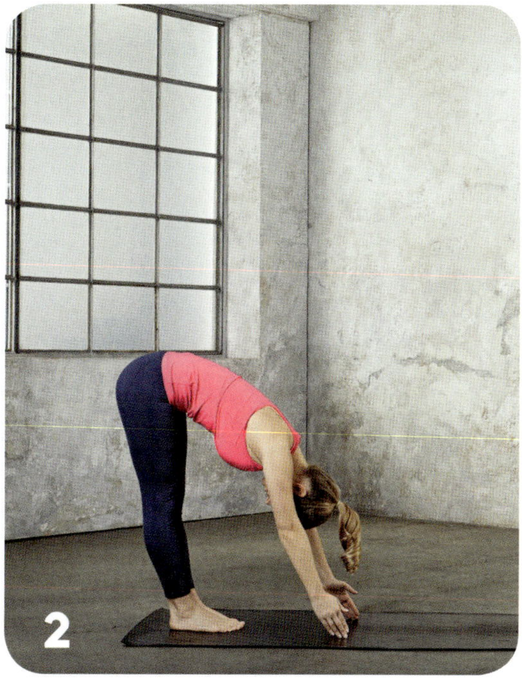
2

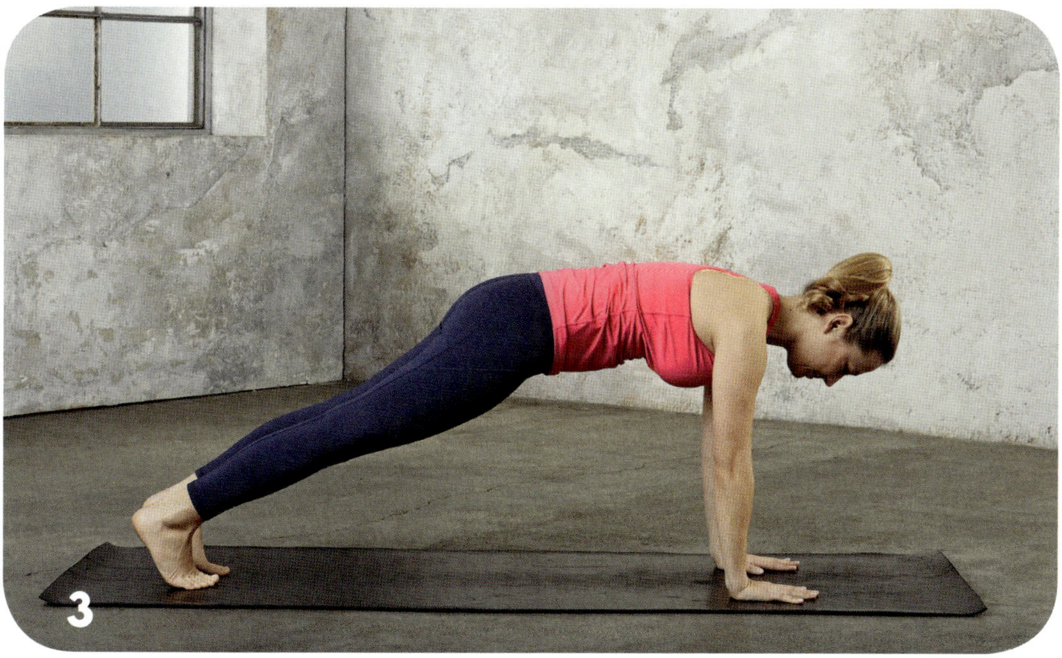
3

AUSFALLSCHRITTBALANCE

1. In einem großen Ausfallschritt mit parallelen Füßen stehen, dabei ist die hintere Ferse angehoben und die Hände sind hinter dem Kopf verschränkt. Die Hüfte ist gerade und der Bauchnabel nach innen gezogen (siehe Abbildung 1).
2. Mit der Einatmung das hintere Bein anheben (siehe Abbildung 2), ausatmend das Bein strecken und gleichzeitig die Arme öffnen, dabei den Kopf und die Schultern mit drehen lassen (siehe Abbildung 3).
3. Die Balance für einen Atemzug halten und dann in die Ausgangsposition zurückkehren. Fünfmal wiederholen und dann die Seite wechseln.

WICHTIG: Die Hüfte muss immer gerade bleiben, auch wenn das Bein dann nicht so hoch gehoben werden kann. Beim Aufsetzen des hinteren Fußes darf sich die Ferse nicht verdrehen.

VARIANTE: Balance und Koordination können eine große Herausforderung sein, deshalb den Blick auf einen festen Punkt nach vorn richten und die Arme immer nach vorn ausgestreckt halten.

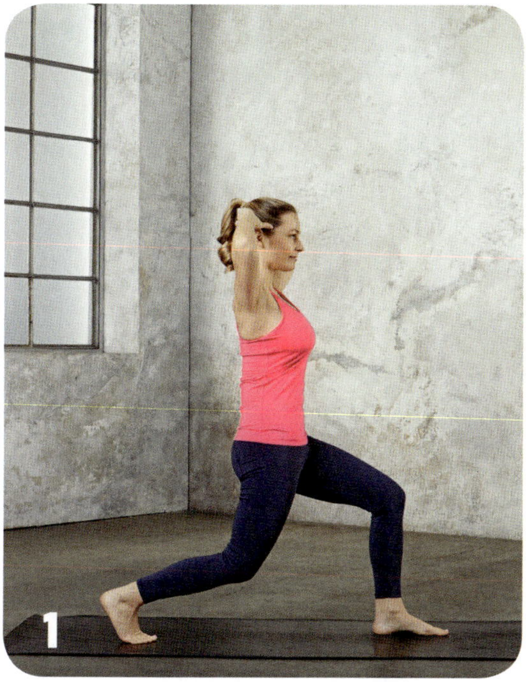
1

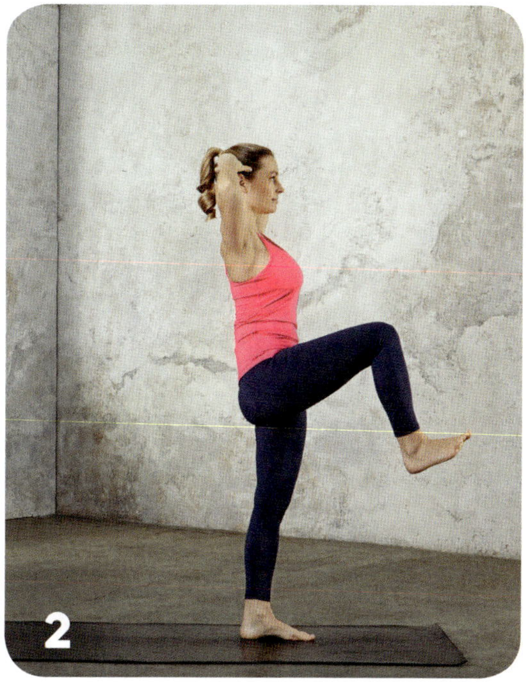
2

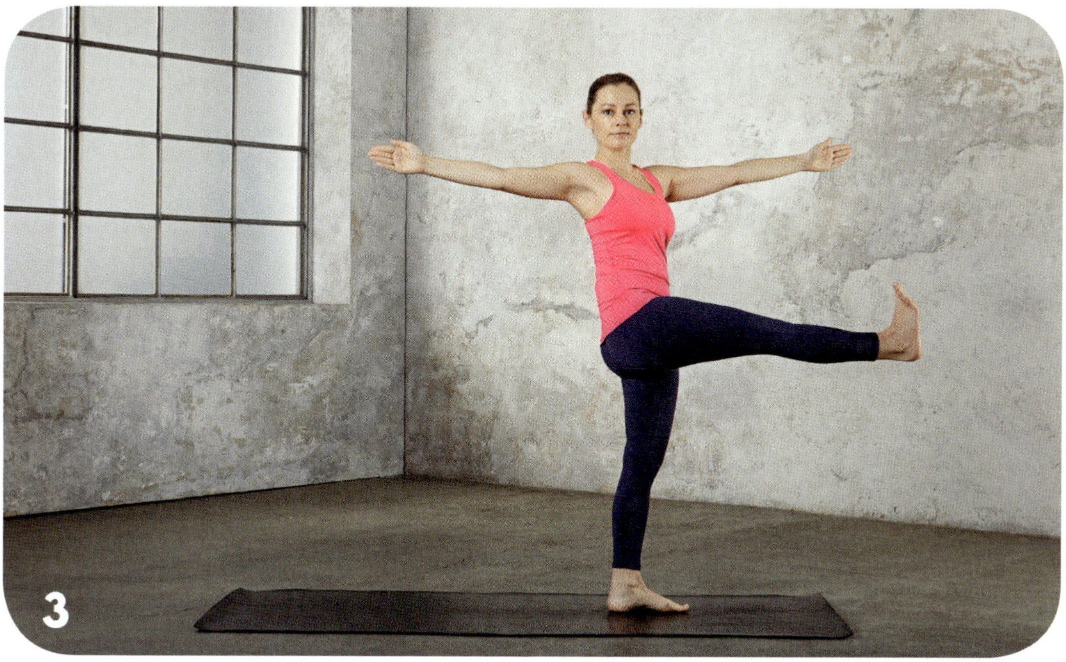
3

AUSFALLSCHRITT UND HINABSCHAUENDER HUND

1. Im hinabschauenden Hund die Finger weit fächern. Die Füße stehen parallel und hüftbreit, wenn möglich sind die Beine gestreckt, wichtiger ist jedoch, dass der Rücken lang und der Kopf in Verlängerung des Rückens ist (siehe Abbildung 1).
2. Mit der Einatmung einen großen Schritt nach vorn machen und den Fuß ungefähr neben der Hand aufsetzen, dabei den Oberkörper und die Arme anheben (siehe Abbildung 2).
3. Mit der Ausatmung in den hinabschauenden Hund zurückkommen und die Übung mit dem anderen Bein beginnen.
4. Insgesamt zehnmal wiederholen.

WICHTIG: Die hintere Ferse darf im Ausfallschritt nicht verdreht werden, sodass die Hüfte gerade bleiben kann. Das vordere Knie muss hinter der Fußspitze bleiben und ist gebeugt.

VARIANTE: Die Übung wird leichter, wenn sie auf den Knien gemacht wird.

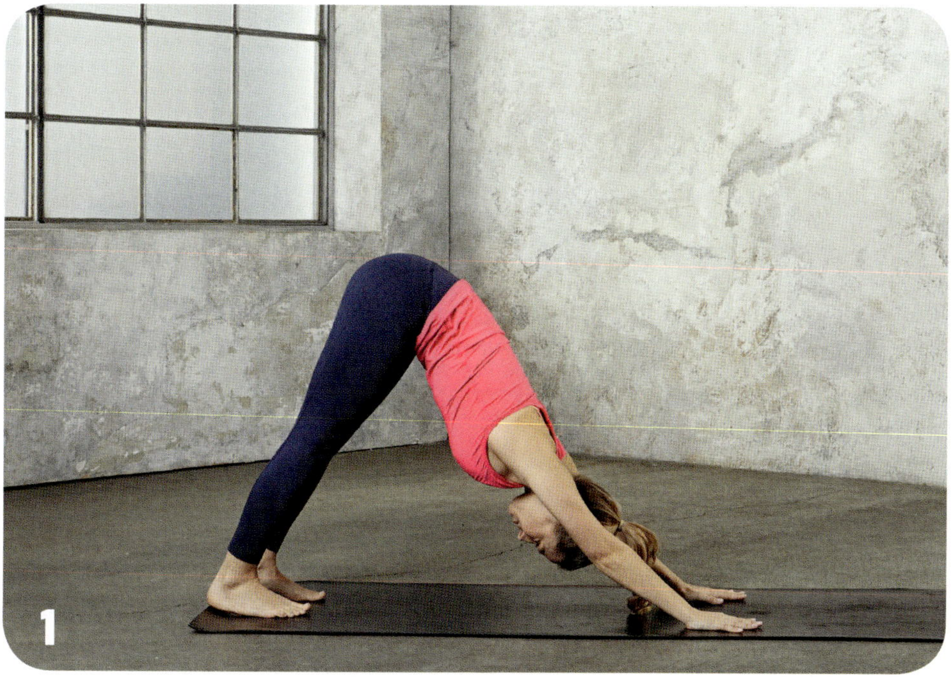
1

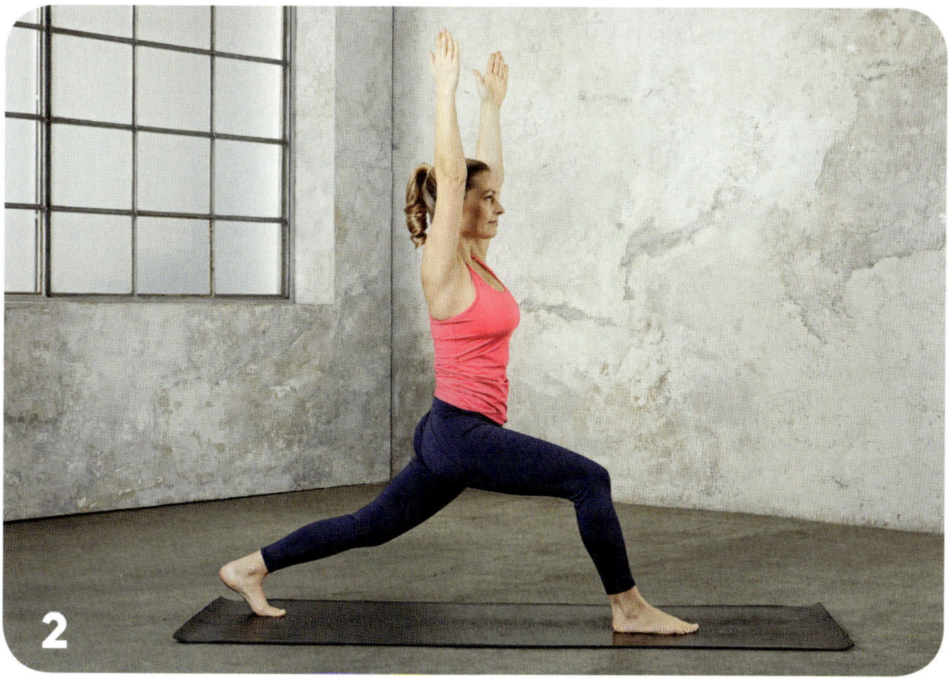
2

KRIEGER 2 UND DREIECK

1. Im Krieger 2 eineinhalb Beinlängen Platz zwischen den Füßen lassen, dabei ist der hintere Fuß mit den Zehen nach außen gedreht, ebenso die hintere Hüfte. Die Arme knapp unter Schulterhöhe mit gestreckten Fingern ausbreiten und das vordere Bein auf etwa 90 Grad gebeugt halten (siehe Abbildung 1).
2. Mit der Ausatmung den Oberkörper nach vorn unten neigen und die Hand ohne Gewicht vor dem vorderen Fuß auf dem Boden ablegen, dabei den Brustkorb aufdrehen und Richtung Decke schauen (siehe Abbildung 2).
3. Einatmend wieder in den Krieger 2 kommen.
4. Die Übung fünfmal wiederholen und dann die Seite wechseln.

WICHTIG: Der hintere Fuß muss Druck in den Boden mit der Außenkante ausüben, sodass das Gewicht auf beide Beine verteilt ist. Die Beine und das Becken bleiben in der Übung unbewegt.

VARIANTE: Das Dreieck wird einfacher, wenn die Hand auf dem Oberschenkel abgelegt wird (siehe Abbildung 3).

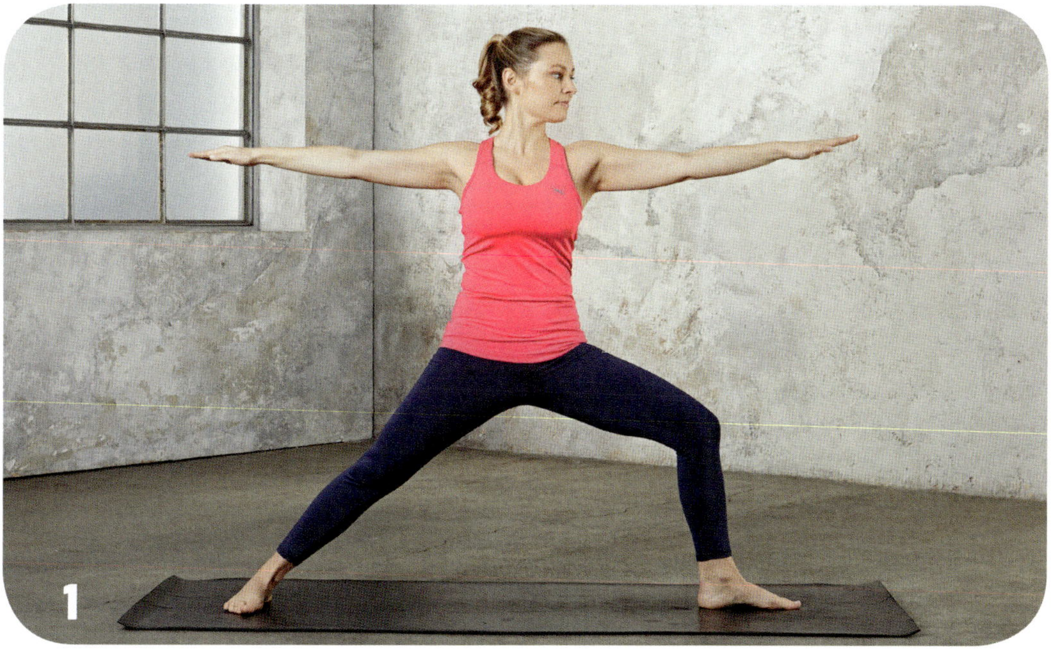

1

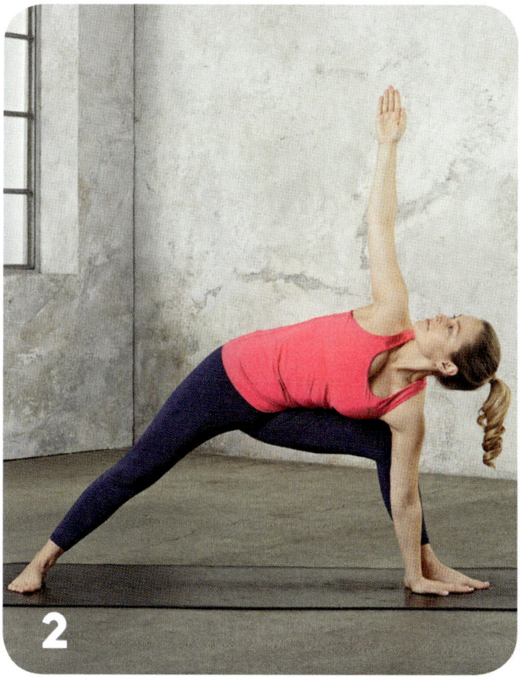

2

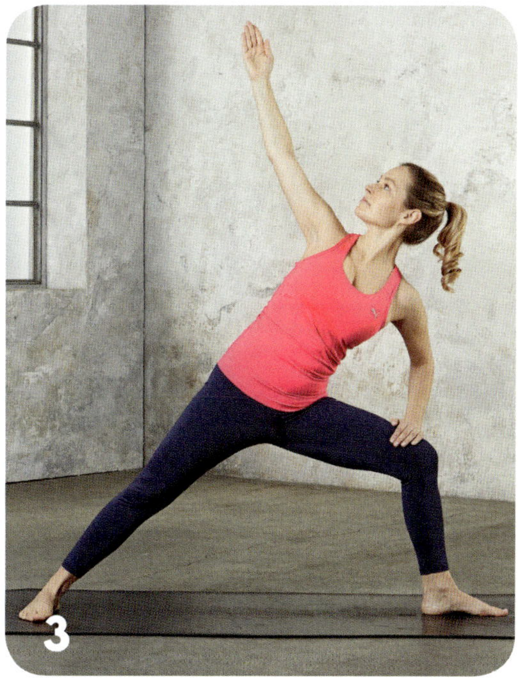

3

HINABSCHAUENDER HUND UND ZUMO-KNIEBEUGE

1. Im hinabschauenden Hund die Finger weit fächern. Die Füße stehen parallel und hüftbreit, wenn möglich sind die Beine gestreckt, wichtiger ist jedoch, dass der Rücken lang ist und der Kopf in Verlängerung des Rückens (siehe Abbildung 1).
2. Mit der Einatmung einen großen Schritt nach vorn machen und den Fuß außen neben der Hand aufsetzen (siehe Abbildung 2).
3. Mit dem nächsten Atemzug den anderen Fuß ebenfalls nach vorn bringen, die Hände in Gebetshaltung vor den Körper ziehen und für einen Atemzug in der Zumo-Position bleiben (siehe Abbildung 3).
4. Ausatmend die Beine in den hinabschauenden Hund zurücksetzen und zum anderen Bein wechseln.
5. Insgesamt zehnmal wiederholen.

WICHTIG: Die Schritte nach vorn müssen groß genug gemacht werden, sodass der Fuß neben den Händen aufgesetzt wird. Die Knie im Zumo leicht nach außen drücken und den Rücken langziehen, dabei nicht in den Knien hängen, sondern die Position durch die Beinkraft halten.

VARIANTE: Die Übung wird leichter, wenn sie aus dem Vierfüßlerstand statt aus dem hinabschauenden Hund gemacht wird.

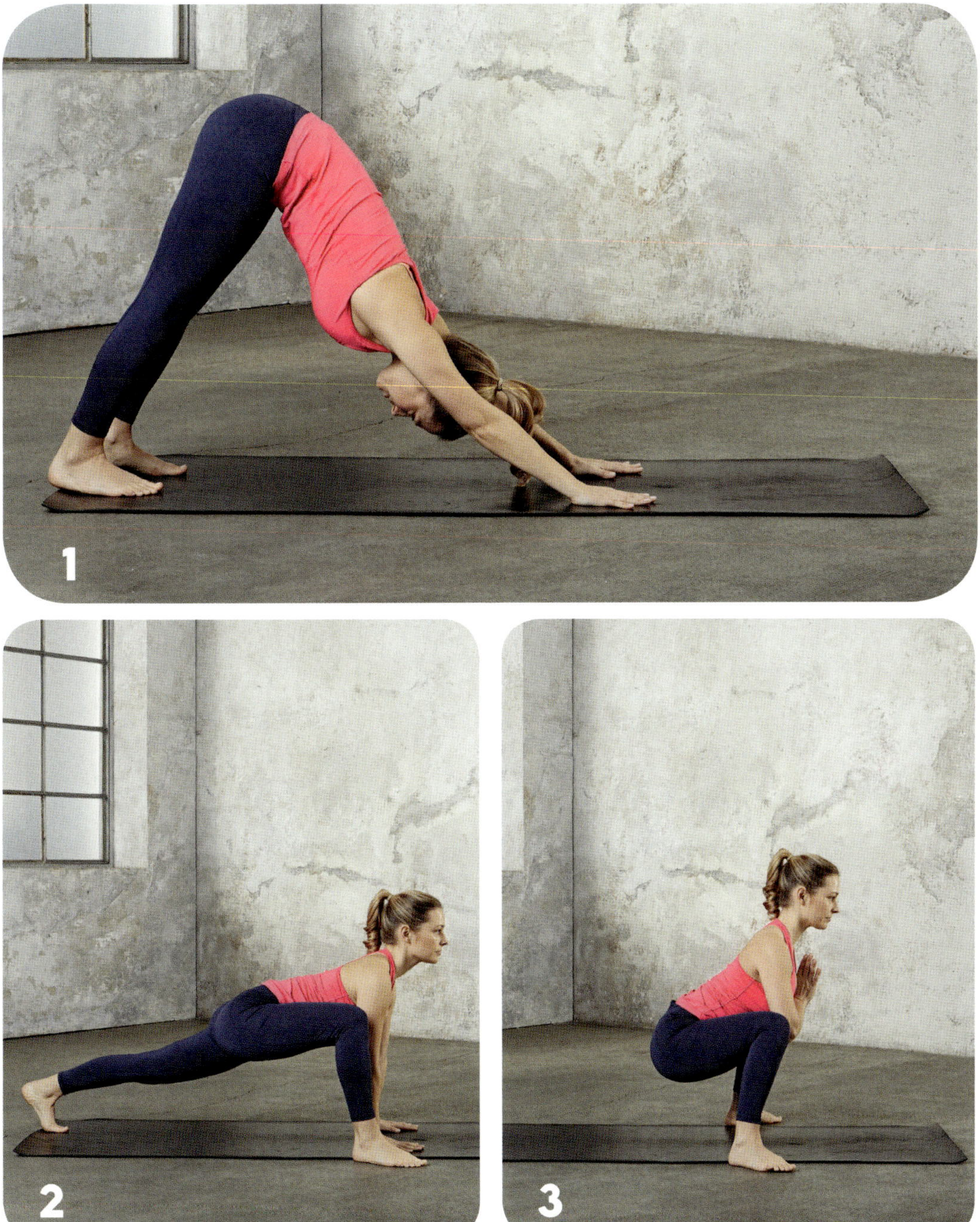
1
2
3

KRIEGER 1 UND EINBEINIGE BALANCE

1. Im Krieger 1 ist der hintere Fuß etwa 45 Grad eingedreht und die Arme sind angehoben, das vordere Bein ist gebeugt. Die Hüfte ist möglichst gerade und parallel (siehe Abbildung 1).
2. Mit der Ausatmung den Oberkörper und die Hände absenken, bis die Fingerspitzen den Boden berühren (siehe Abbildung 2).
3. Einatmend das hintere Bein möglichst ohne Bodenkontakt zur Balanceposition heranziehen (siehe Abbildung 3) und einen Atemzug lang halten.
4. Mit der Ausatmung das Bein zurück auf den Boden bringen und einatmend wieder in den Krieger 1 kommen.
5. Fünfmal wiederholen, dann die Seite wechseln.

WICHTIG: Im Krieger 1 ist das vordere Knie immer hinter der Fußspitze und es bleibt in der Balance-Position minimal gebeugt. Das Gewicht wird nicht nur im Bein gehalten, sondern vor allem in der Körpermitte.

VARIANTE: Die Übung wird leichter, wenn die Finger auf Klötzen positioniert werden.

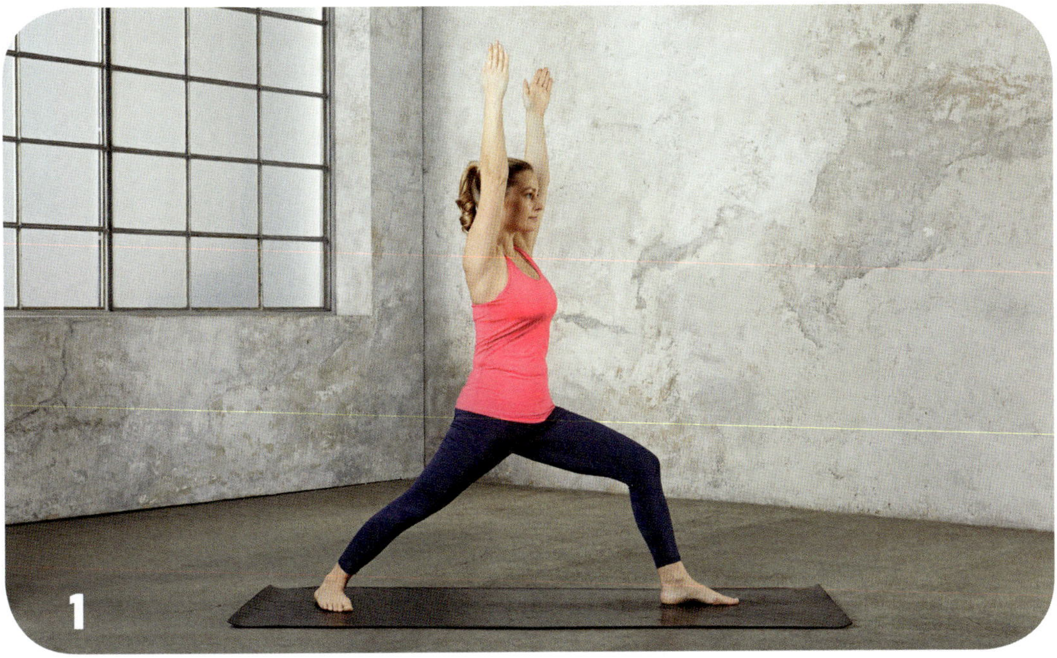
1

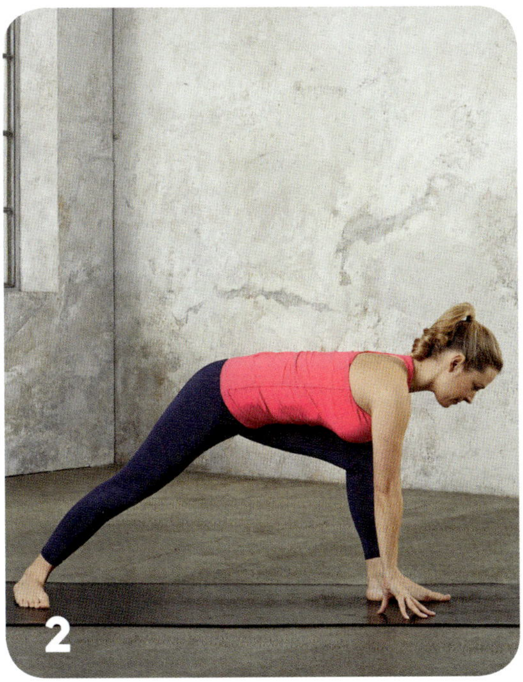
2

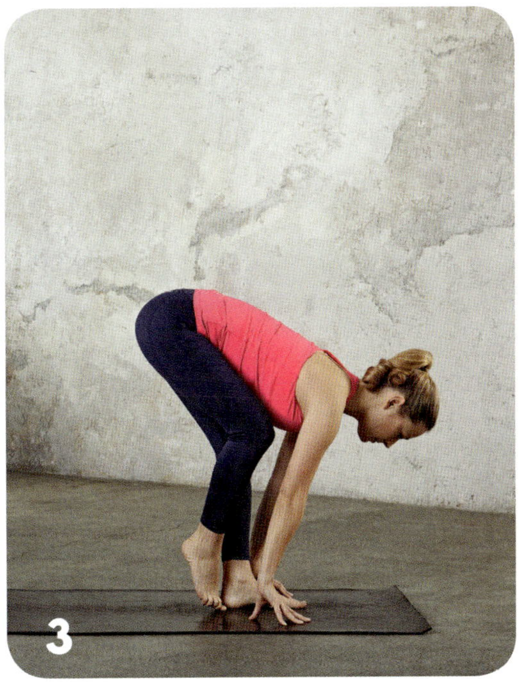
3

HINABSCHAUENDER HUND UND SEITBALANCE

1. Im hinabschauenden Hund die Finger weit fächern. Die Füße stehen parallel und hüftbreit, wenn möglich sind die Beine gestreckt, wichtiger ist jedoch, dass der Rücken lang ist und der Kopf in Verlängerung des Rückens (siehe Abbildung 1).
2. Mit der Ausatmung den Körper nach vorn in die Liegestützposition schieben, sodass die Arme unter den Schultern positioniert sind und der Körper eine schiefe Ebene bildet (siehe Abbildung 2).
3. Einatmend zur Seite öffnen (siehe Abbildung 3), ausatmend in den Liegestütz und dann in den hinabschauenden Hund zurückkommen.
4. Die Übung zur anderen Seite ausführen und insgesamt zehnmal wiederholen.

WICHTIG: Der Bauch muss immer angespannt sein, damit der Rücken nicht durchhängt. Im Seitstütz die Hüfte nach oben drücken und die Stützschulter nach unten ziehen.

VARIANTE: Bei Problemen mit der Schulter kann die Übung auch auf den Knien gemacht werden.

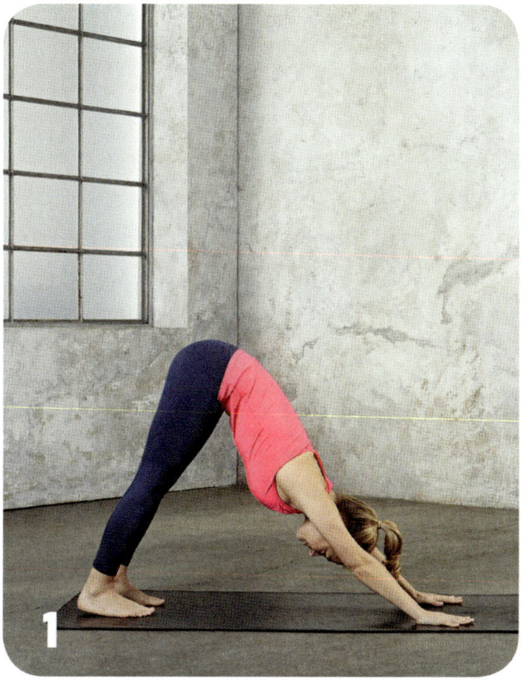
1

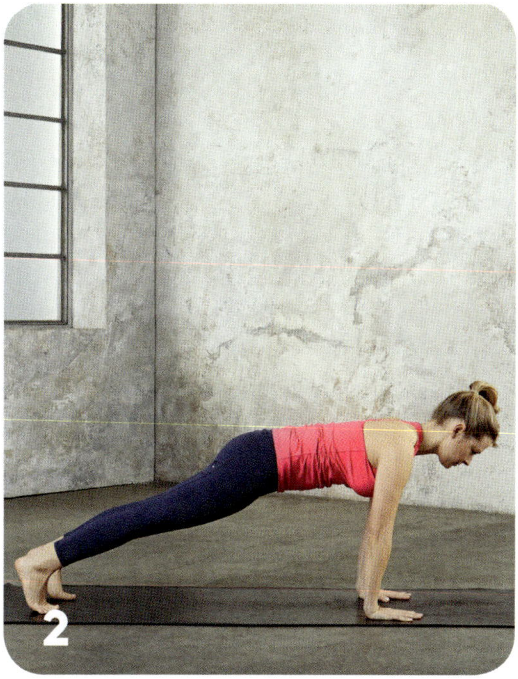
2

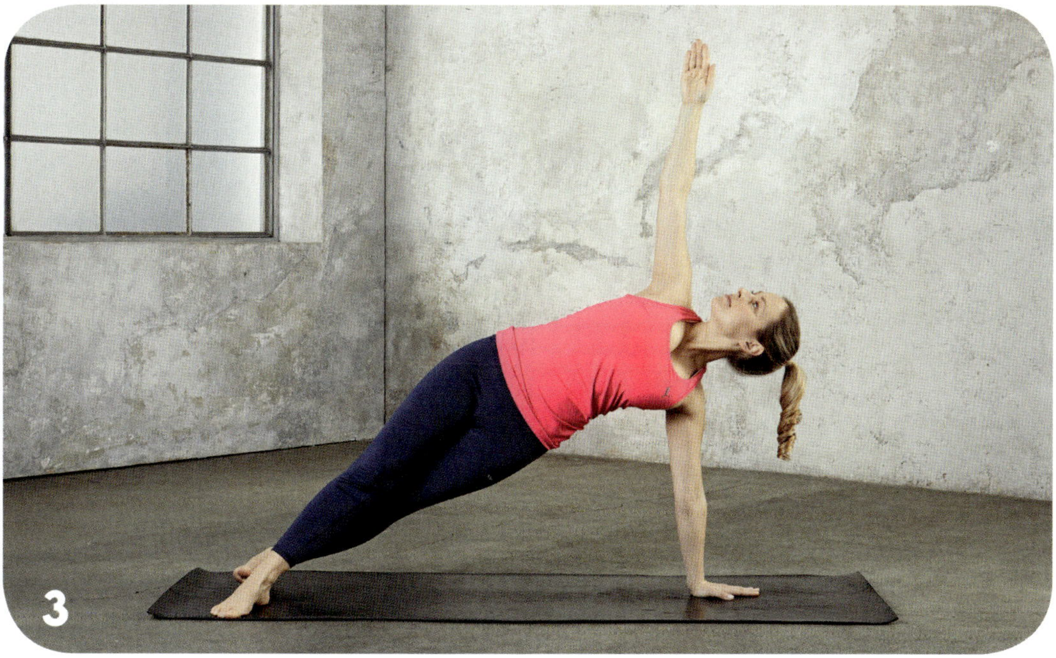
3

AUSFALLSCHRITT UND FLÜGELAUSBREITEN

1. Einen großen Ausfallschritt machen, dabei bleiben die hintere Ferse und die Arme angehoben. Die Hüfte ist parallel und der Bauch angespannt (siehe Abbildung 1).
2. Mit der Ausatmung den Schritt verkleinern, gleichzeitig auf die Zehenspitzen kommen und die Hände zur Gebetshaltung vor die Brust bringen (siehe Abbildung 2). Einen Atemzug lang in der Position bleiben.
3. Mit der nächsten Einatmung das Bein zur Seite anheben und die Arme wie zwei Flügel ausbreiten (siehe Abbildung 3). Einen Atemzug lang halten.
4. Mit der nächsten Ausatmung in die Ausgangsposition zurückkommen.
5. Nach fünf Wiederholungen die Seite wechseln.

WICHTIG: Das vordere Knie bleibt immer hinter der Fußspitze und die Hüfte möglichst parallel.

VARIANTE: Wenn die Balance noch schwerfällt, kann ein Stuhl oder die Wand zu Hilfe genommen werden.

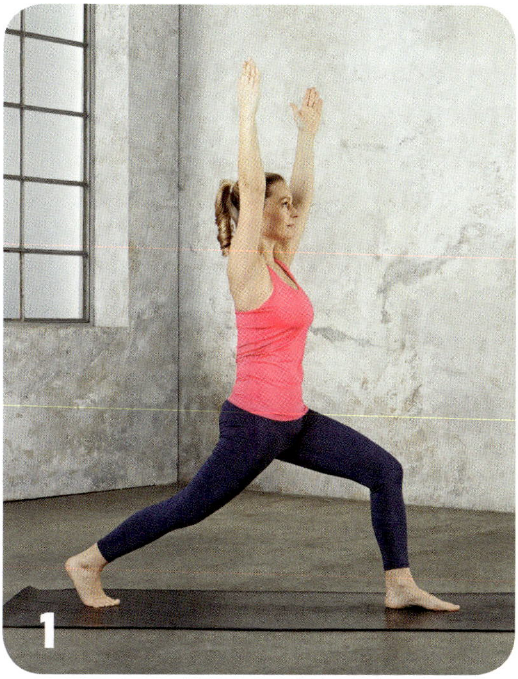

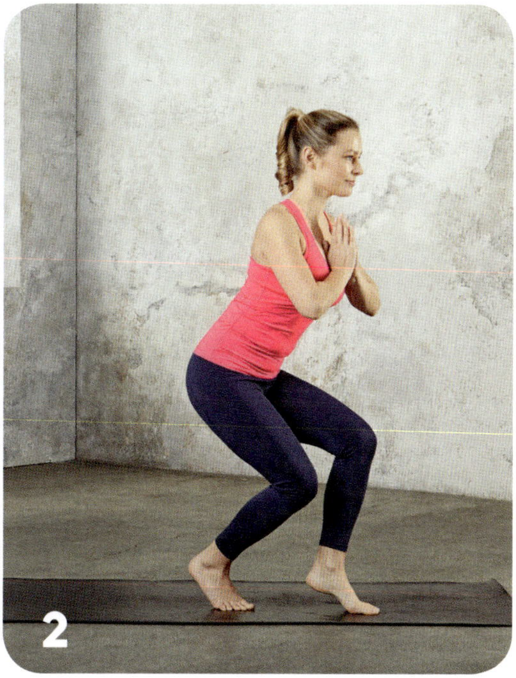

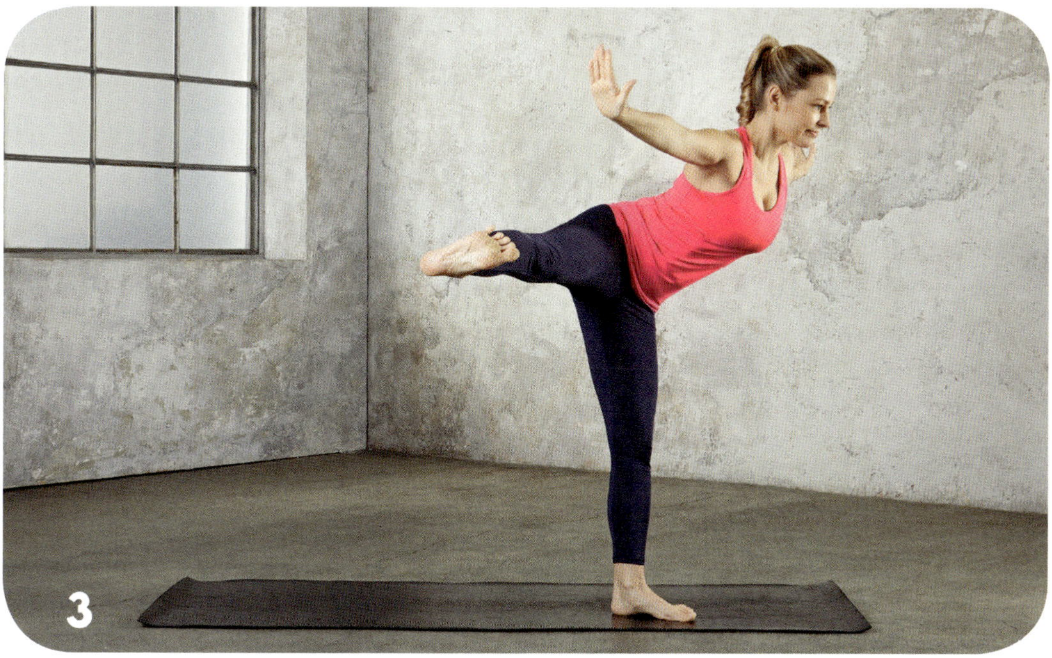

ZWEIBEINIGER TISCH UND RUDERBOOT

1. Im Sitzen beide Beine anwinkeln und die Arme nach vorn strecken. Der Bauch zieht nach innen, das Brustbein ist aufgerichtet, der Blick geht geradeaus (siehe Abbildung 1).
2. Mit der Ausatmung die Beine nach vorn strecken und die Arme zur Seite öffnen (siehe Abbildung 2).
3. Mit der Einatmung in die Ausgangsposition zurückkehren. Füße und Arme auf dem Boden aufstellen und den Po nach oben schieben. Mit der Ausatmung Arm und gegenüberliegendes Bein anheben (siehe Abbildung 3).
4. Einatmend die Seite wechseln.
5. Mit der nächsten Ausatmung in die Ausgangsposition zurückkehren.
6. Insgesamt fünfmal wiederholen.

WICHTIG: Der Rücken darf nicht ins Hohlkreuz fallen, deshalb den Bauchnabel immer nach innen gezogen halten.

VARIANTE: Der Tisch wird leichter, wenn nur die Beine angehoben werden. Im Ruderboot können die Hände zur Unterstützung am Bein bleiben.

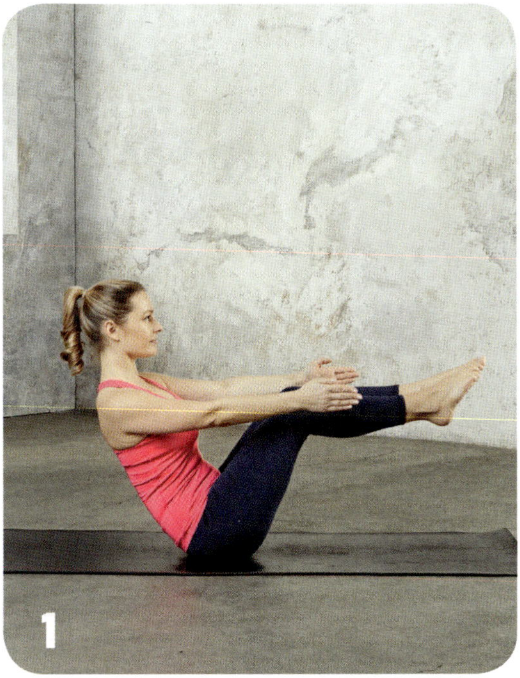

1

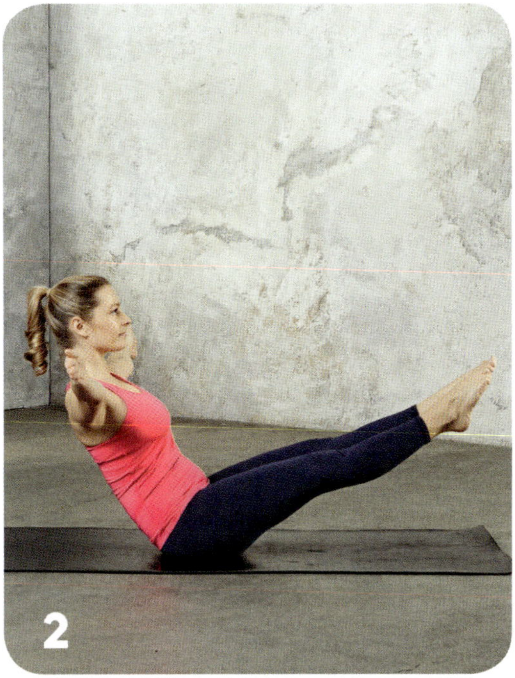

2

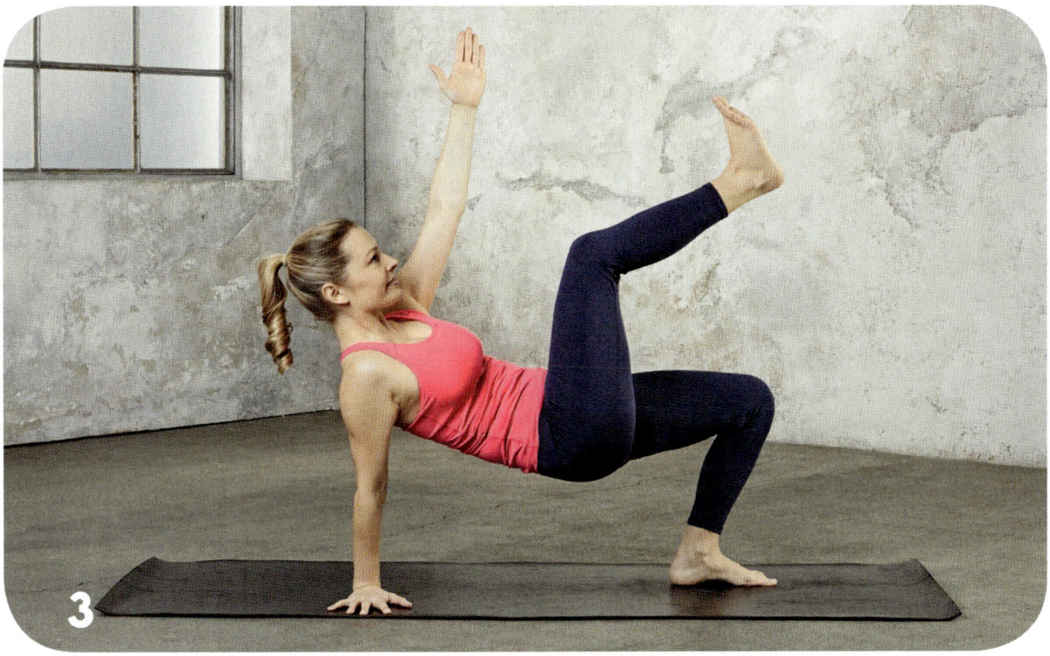

3

SPINNE UND SPRINTERPOSITION

1. Im hinabschauenden Hund die Finger weit fächern. Die Füße stehen parallel und hüftbreit, wenn möglich sind die Beine gestreckt, wichtiger ist jedoch, dass der Rücken lang ist und der Kopf in Verlängerung des Rückens (siehe Abbildung 1).
2. Mit der Ausatmung das Knie bis zum Ellbogen ziehen und dabei die Hüfte nach vorn schieben (siehe Abbildung 2).
3. Einatmend zurück in den hinabschauenden Hund kommen, dabei das Bein angewinkelt seitlich nach oben strecken (siehe Abbildung 3).
4. Ausatmend den Fuß neben der Hand aufsetzen und beide Beine zur Sprinterposition beugen (siehe Abbildung 4).
5. In die Ausgangsposition zurückkommen und zur anderen Seite wechseln.
6. Zehnmal wiederholen.

WICHTIG: Der Rücken muss durch die Bauchspannung gehalten werden. Beim Heben des Beines muss die Hüfte parallel bleiben, ebenso in der Sprinterposition.

VARIANTE: Die Übungsabfolge wird einfacher, wenn sie auf den Knien durchgeführt wird.

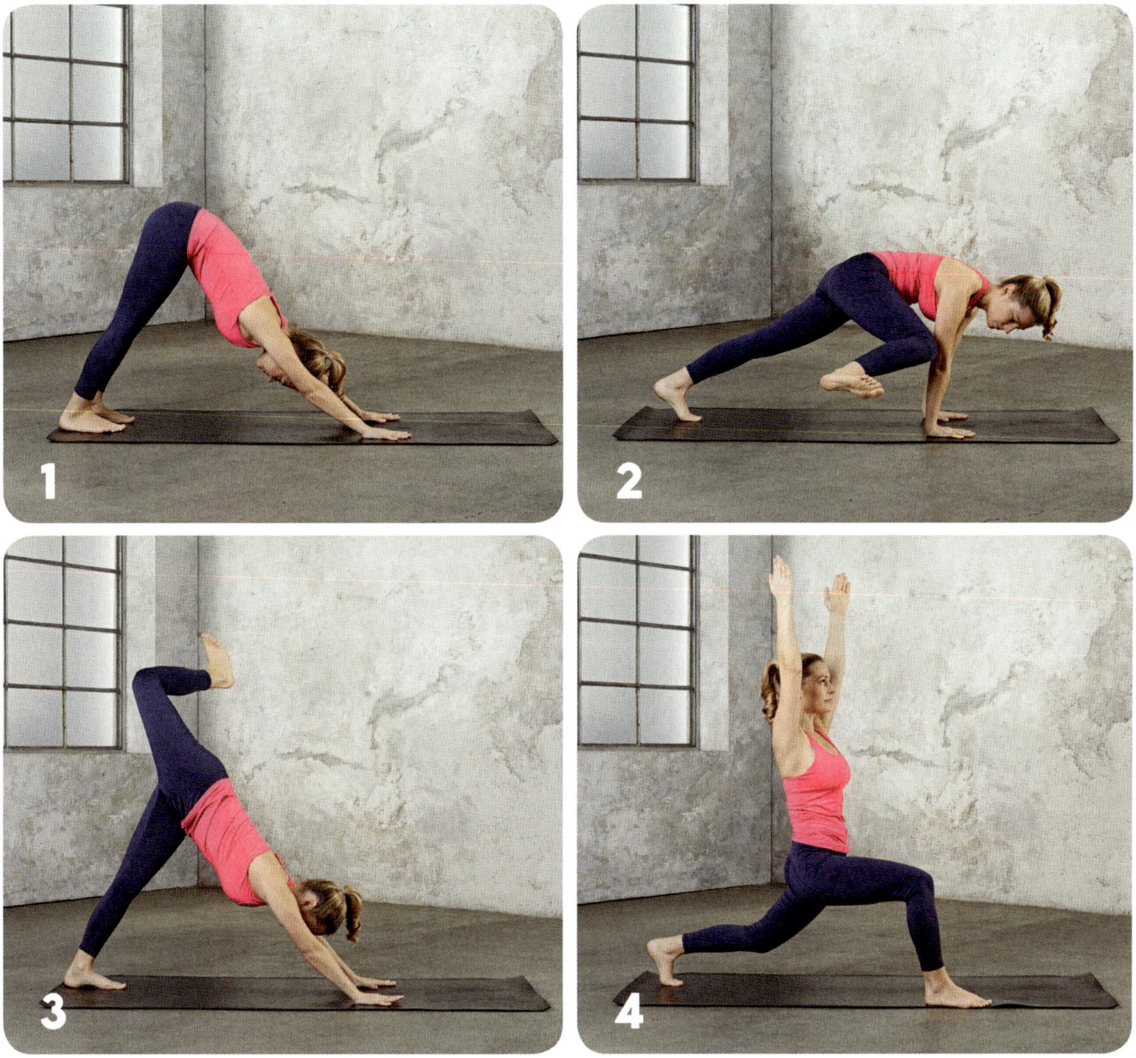
1
2
3
4

STUHL, KRIEGER 2 UND SEITLICHER AUSFALLSCHRITT

1. Im hüftbreiten Stand die Füße und Beine parallel ausrichten und auf einen imaginären Stuhl setzen, dabei beide Arme nach oben ausstrecken. Der Bauch ist angespannt, um den Rücken zu halten, und die Schultern sind nach unten gezogen. Der Kopf befindet sich in Verlängerung des Rückens (siehe Abbildung 1).
2. Ausatmend einen großen Schritt nach hinten in den Krieger 2 machen, dabei ist der hintere Fuß um 90 Grad nach außen gedreht und die Hüfte geöffnet (siehe Abbildung 2).
3. Mit der nächsten Ausatmung das hintere Bein beugen und tief in die Hocke gehen, die Zehen des gestreckten Beines zeigen nach oben (siehe Abbildung 3). Drei Atemzüge lang halten.
4. Mit der Einatmung in den Stuhl zurückkommen und zur anderen Seite wechseln.
5. Zu jeder Seite dreimal wiederholen.

WICHTIG: Im Stuhl muss der Rücken lang gestreckt bleiben und der Kopf in seiner Verlängerung. Im Krieger 2 ist das vordere Knie hinter den Zehenspitzen und darf nicht nach innen ziehen. Die Tiefe der Hocke im seitlichen Ausfallschritt ist davon abhängig, wie lange es gelingt, dass die Ferse am Boden bleibt und das Knie nicht nach innen zieht.

VARIANTE: Die Abfolge wird leichter, wenn alle Positionen weniger tief ausgeführt werden.

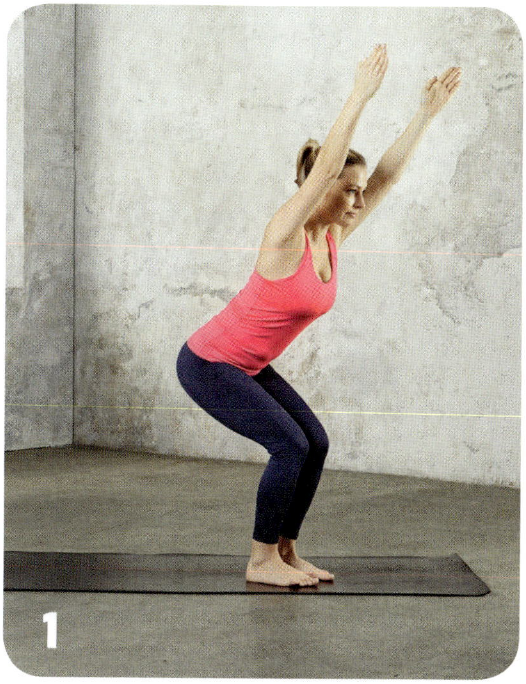
1

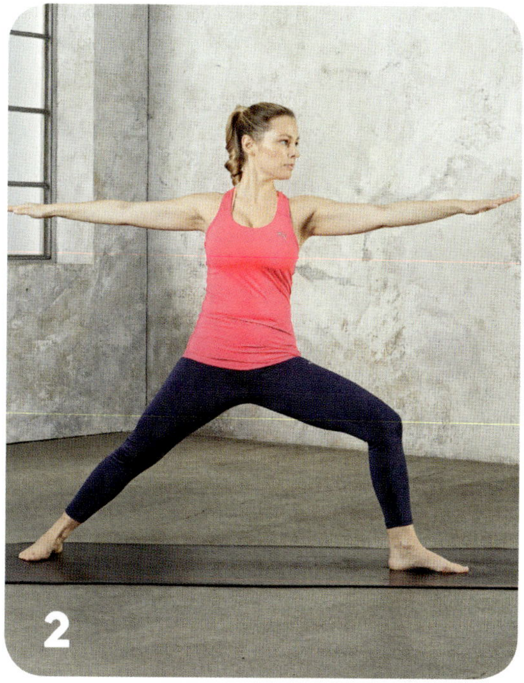
2

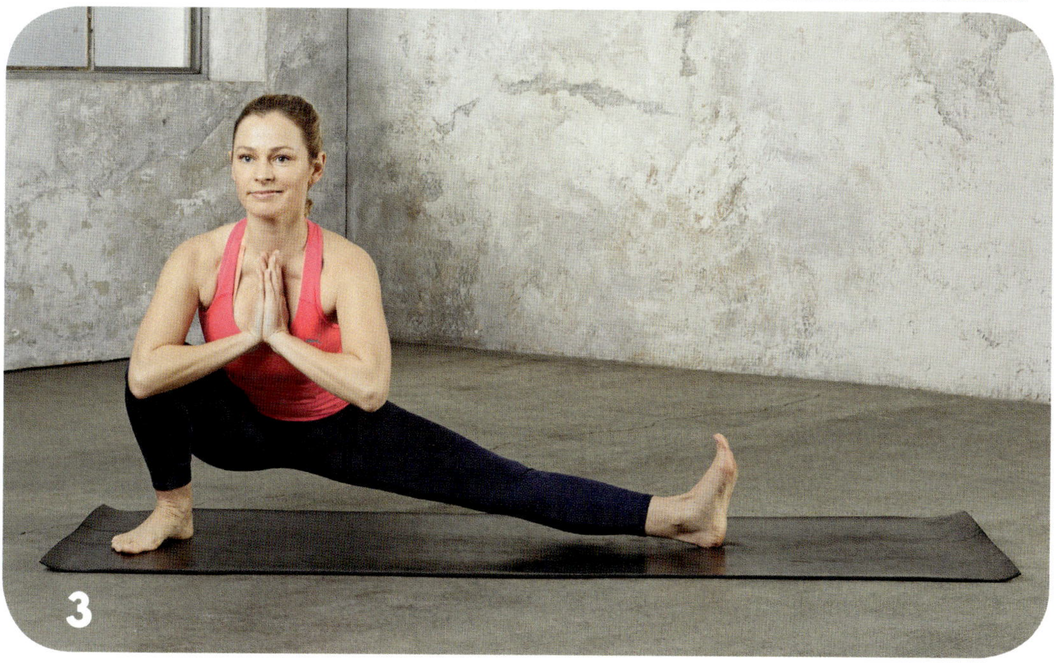
3

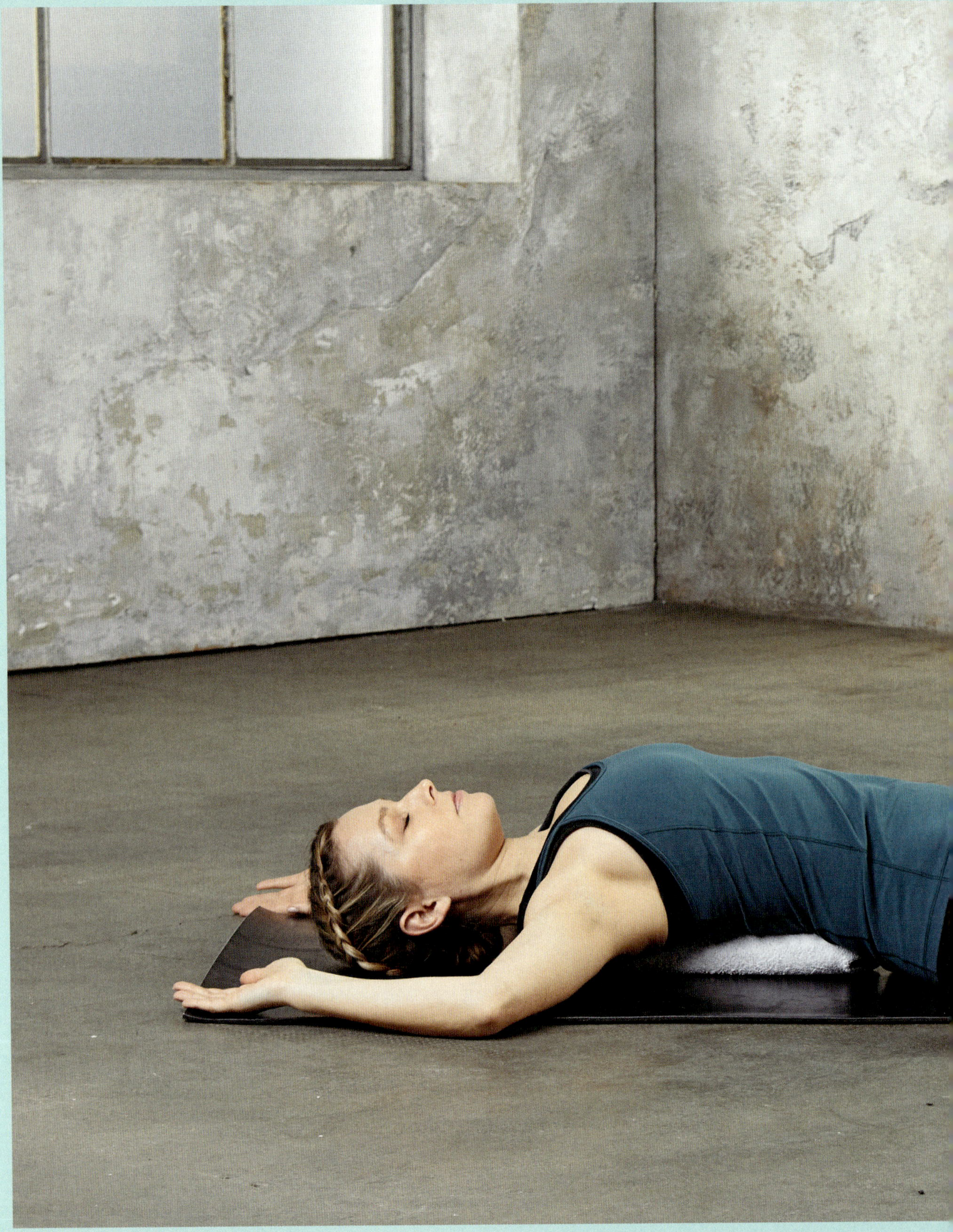

DEEP BREATHING

Die verschiedenen Yoga-Atmungen können zu Beginn oder am Ende der anderen Programme eingebaut oder aber auch im Laufe des Tages oder vor dem Einschlafen durchgeführt werden. Savasana eignet sich besonders für eine tiefe Entspannung am Ende eines Programms, die sitzenden Positionen sind etwas aktiver und bringen Energie und Konzentration. Die Dauer kann individuell sehr unterschiedlich sein. Manchmal ist es hilfreich und stressfreier, einen Wecker für die Dauer der Atemübung zu stellen, um sich besser darauf einlassen zu können. Fünf Minuten sollten als Minimum eingeplant werden.

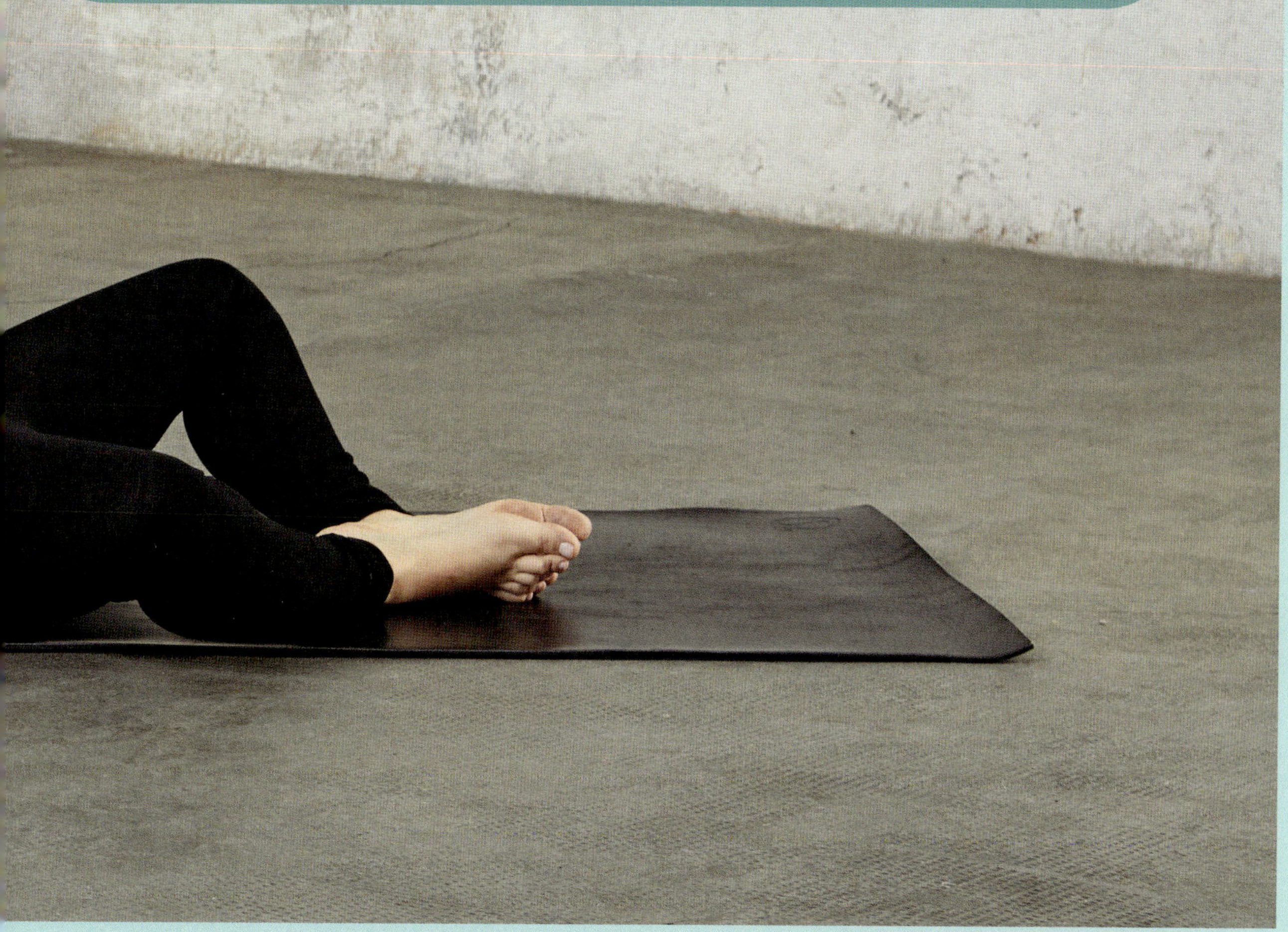

SCHNEIDERSITZ MIT FINGERMUDRA

1. Eine bequeme Position im Schneidersitz finden, eventuell auf einer Erhöhung sitzen, sodass der Rücken sich aufrichten kann und die Schultern nach unten fließen. Die Hände können auf den Knien abgelegt werden (siehe Abbildung 1), wenn möglich, sollten auch Daumen und Zeigefinger aneinandergelegt werden (siehe Abbildung 2). Das Fingermudra beruhigt und fördert die Konzentration. Die Augen schließen, die Wahrnehmung nach innen richten.
2. Die Atmung gleichmäßig fließen lassen und den Körper beobachten, ohne etwas ändern zu wollen oder zu bewerten. Wahrnehmen, welche Atemphase länger dauert, wo die Einatmung am meisten zu spüren ist, was bei der Ausatmung passiert, ob sich ein Bereich des Körpers anspannt oder verspannt. Die Beobachtung so lange dauern lassen, bis sich das Gefühl einstellt, angekommen zu sein. Es werden immer wieder Ablenkungen, Gedanken, Ideen auftauchen. Mit dem Zählen des Atems kann die Konzentration oft besser gefunden werden.
3. Mit der Einatmung in den Bauch langsam bis drei zählen, dann die Fülle des Atems spüren und warten. Langsam bis vier zählen und dabei ausatmen, um die Leere zu beobachten. Das Zählen des Atems kann noch ausgedehnt werden, wenn es sich gut und leicht anfühlt, sodass doppelt so lange ausgeatmet werden kann wie eingeatmet.

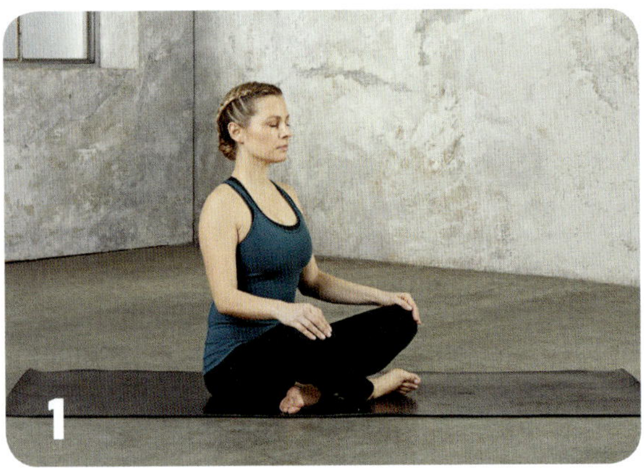
1

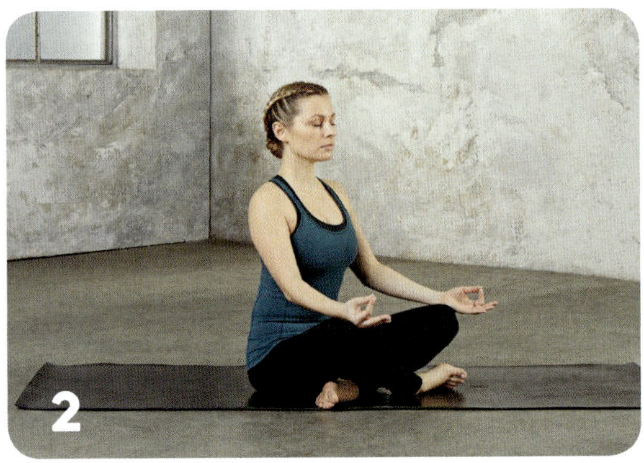
2

HELDENSITZ MIT WECHSELATMUNG

1. Mit angewinkelten Beinen aufrecht sitzen, eventuell mit einem Kissen als Erhöhung für den Po. Der Rücken ist lang und die Schultern fließen nach unten. Die linke Hand liegt locker auf dem Bein, die rechte Hand hat Zeige- und Mittelfinger nach innen geklappt (siehe Abbildung 1). Die Augen schließen.
2. Für die Wechselatmung den rechten Daumen oberhalb des rechten Nasenlochs, den rechten Ringfinger oberhalb des linken Nasenlochs positionieren. Mit dem Daumen leichten Druck ausüben, bis das Nasenloch verschlossen ist. Mit dem linken Nasenloch langsam einatmen, bis zwei zählen, dann die Luft anhalten und beide Nasenlöcher verschließen, dabei bis acht zählen.
3. Den Druck auf das rechte Nasenloch lösen und dadurch ausatmen, dabei bis vier zählen (siehe Abbildung 2).
4. Dann mit dem rechten Nasenloch die Einatmung beginnen und mit dem linken Nasenloch ausatmen. Das Verhältnis von Einatmung-Halten-Ausatmen ist immer zwei zu acht zu vier, kann aber auch zu eins zu vier zu zwei oder vier zu sechzehn zu acht geändert werden, sodass es sich weder gehetzt noch zu lange anfühlt.
5. Zehn Runden durchführen.

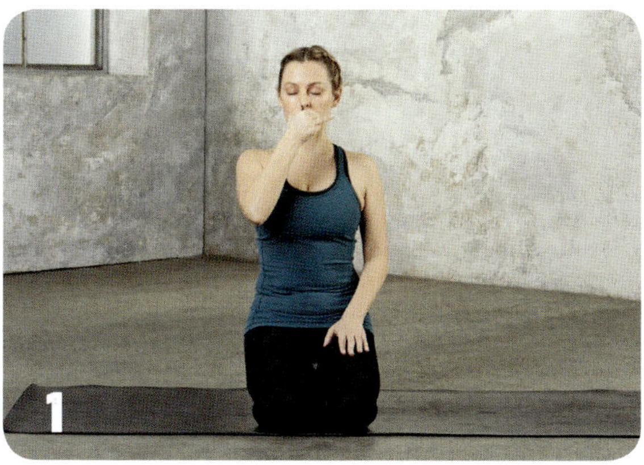
1

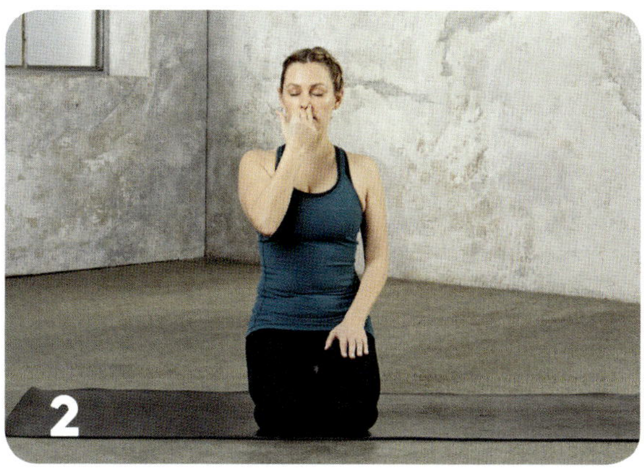
2

BAUCHATMUNG

1. Im Heldensitz (siehe Abbildung 1) die rechte Hand auf den Bauch legen, die linke ans Herz. Die Schultern entspannen und den Rücken mit geschlossenen Augen langziehen.
2. Den Atem fließen lassen und bewusst wahrnehmen, wo die Ein- und Ausatmung im Körper zu spüren ist. Den Atem bewusst in den Bauchraum lenken und spüren, wie die Bauchdecke sich beim Einatmen nach außen wölbt und der Brustkorb sich weitet.
3. Beim Ausatmen das Absinken und Entspannen des Brustkorbes wahrnehmen, gleichzeitig flacht der Bauch wieder ab.

VARIANTE: Die Bauchatmung kann auch im Liegen – zum Beispiel im Schmetterling (siehe Abbildung 2) – durchgeführt werden. Dabei kann ein zusammengerolltes Handtuch helfen, den Brustkorb zu öffnen (siehe Abbildung 3).

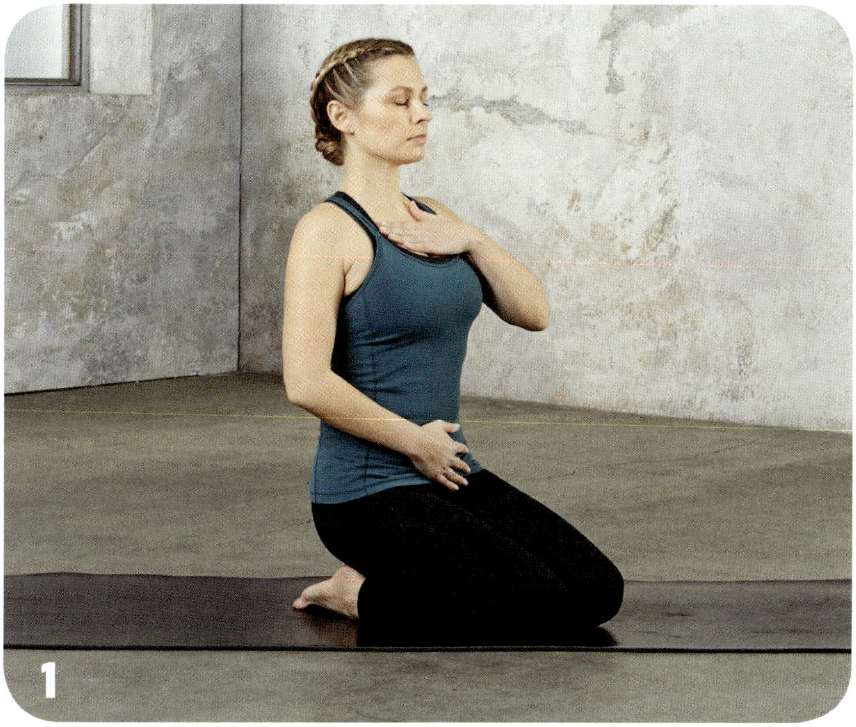

1

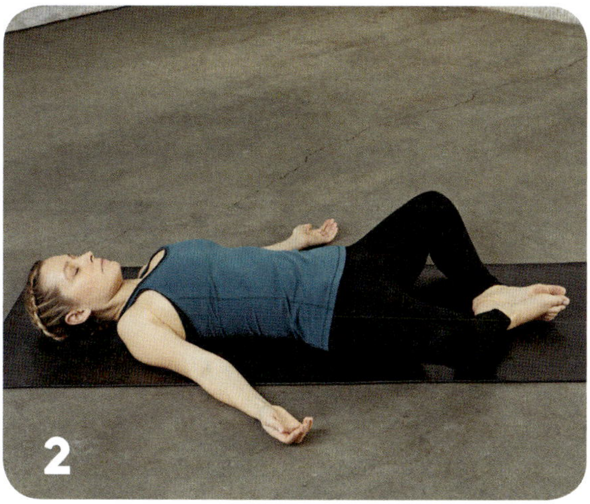

2

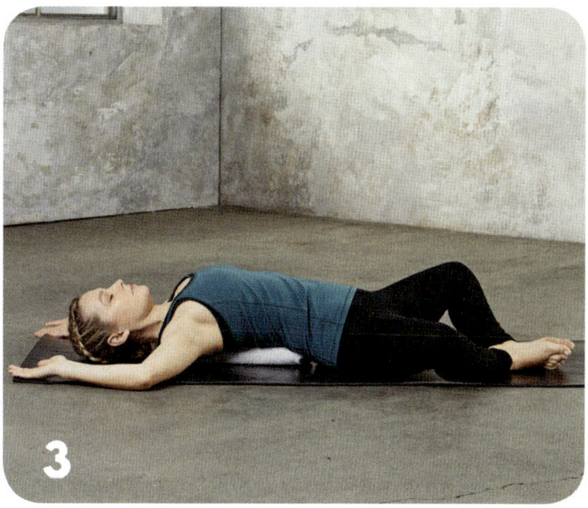

3

SAVASANA

1. Den gesamten Körper mit leicht geöffneten Beinen und ausgebreiteten Armen ablegen (siehe Abbildung 1). Die Position muss bequem genug sein, um sich zu entspannen, eventuell die Beine anwinkeln (siehe Abbildung 2) oder ein kleines Kissen unter den Kopf legen.
2. Die Wahrnehmung auf das Gefühl des Liegens und der Ausrichtung des Körpers lenken, spüren, welche Bereiche des Körpers Kontakt mit dem Boden haben. Dafür den Körper Stück für Stück gedanklich durchwandern, an den Füßen mit den Fersen beginnen und über die Waden immer weiter nach oben bis zum Hinterkopf gehen. Falls noch an einer Stelle Spannung zu spüren ist, den Körperteil ganz bewusst in den Boden drücken und mit dem Lösen auch die Spannung lösen.
3. Genauso mit den Körperstellen verfahren, die ohne Bodenkontakt sind. Dabei diese Stellen noch mehr in den Boden sinken und einschmelzen lassen.
4. Zuletzt das Gesicht und den Kiefer weich werden lassen, die Zunge vom Gaumen lösen und mit der Schwere des Körpers auch das Gedankenkarussell zur Ruhe kommen lassen.

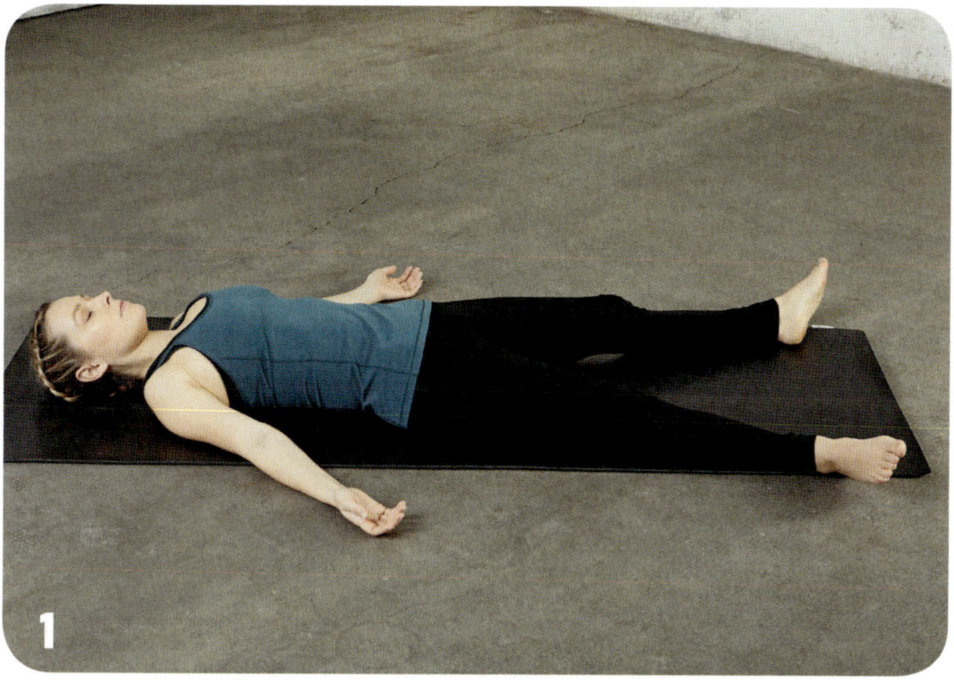
1

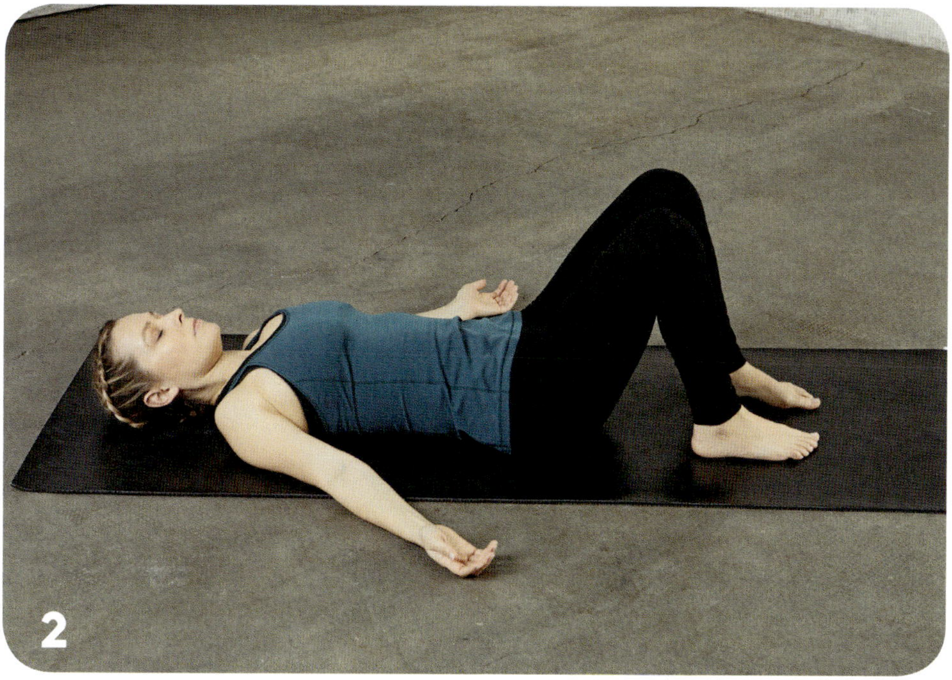
2

Übungsübersicht

After Work Stress Relief

Define your Back and Arms

Strong Legs and Firm Butt

Core-and-Abs-Challenge

Flowing into Balance

Metabolic Booster

HIT

Deep Breathing

Über die Autorin

Die Schauspielerin und Yogalehrerin Sarah Stork, bekannt aus den Serien *Sturm der Liebe* und *Unter Uns*, fand bereits mit siebzehn Jahren ihren Weg zum Yoga. Seitdem ist es ein fester Bestandteil ihres Lebens. Neben all den täglichen Herausforderungen im Beruf und als Mutter einer fünfjährigen Tochter hat sie mit Yoga eine verlässliche Stütze gefunden, um sich zu erden und fit zu bleiben. Ihr Yoga-Wissen gibt sie in Retreats, Workshops und ihrer wöchentlichen Kolumne in der *Welt* weiter.

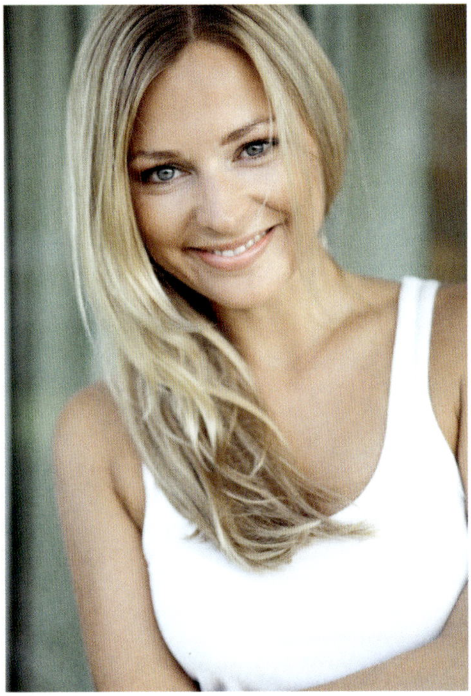

Danksagung

Ich danke meiner wunderbaren Familie, allen voran meiner bezaubernden Tochter Helena, die mich auf so viele verschiedene Arten immer wieder inspiriert und mir Kraft gibt, meinen Freunden, die mich manchmal für verrückt erklären, aber immer an mich glauben.

Dank an meine Yogaschüler, die so motiviert und voller Freude an meinen Kursen teilnehmen und mir immer wieder ihr Vertrauen schenken. Danke Isolde Heinz, ohne die ich dieses Buch wahrscheinlich nie geschrieben hätte. Ein großes Dankeschön an Katharina May, meine Lektorin beim riva Verlag, für die entspannte Zusammenarbeit, Tanja Krodel für ihre professionelle Unterstützung, Nils Schwarz für die tollen Fotos und, last but not least, Lululemon für das schöne Outfit.